这样做，宝宝超好带 增订本

实践百岁医师育儿法十二年

许惠珺 著

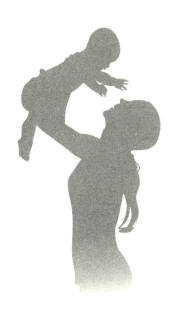

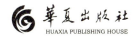

华夏出版社

HUAXIA PUBLISHING HOUSE

图书在版编目（CIP）数据

这样做，宝宝超好带：实践百岁医师育儿法十二年 /
许惠珺著.-- 增订本.-- 北京：华夏出版社有限公司，
2021.1

ISBN 978-7-5080-9977-4

Ⅰ.①这… Ⅱ.①许… Ⅲ.①婴幼儿—哺育—基本知
识 Ⅳ.①TS976.31

中国版本图书馆CIP数据核字（2020）第190711号

这样做，宝宝超好带（增订本）：实践百岁医师育儿法十二年

作　　者　许惠珺
责任编辑　陈　迪　王秋实

出版发行　华夏出版社有限公司
经　　销　新华书店
印　　装　四川五洲彩印有限责任公司
版　　次　2021年1月北京第1版
　　　　　2021年1月北京第1次印刷
开　　本　880×1230　1/32
印　　张　6.375
字　　数　130千字
定　　价　42.00元

华夏出版社有限公司　网址：www.hxph.com.cn　地址：北京市东直门外香河园北里4号　邮编：100028
若发现本版图书有印装质量问题，请与我社营销中心联系调换。电话：（010）64663331（转）

目　录

第一章　建立六口之家

第二章　趴睡

第三章　喂奶

第四章　建立固定的作息

第五章　让宝宝一觉到天亮

第六章　自己做食物泥

喂食物泥

第八章　带食物泥外出

第九章　训练和管教

第十章　喂食物泥疑难杂症篇

初版推荐序
从经验的传承中获益

回顾六年多前我们没有孩子那段只有两人的时光，家里空荡荡的，晚上还得想点事情来做，生活根本不必事先拟定太多计划。

如今想起，恍如隔世，时间模糊了我的记忆。我隐约记得，我们夫妻俩常在晚上出去散步，自由自在，无拘无束。

老实说，我一点都不想念那段日子。二人时光虽然甜蜜，但重心都放在自己身上，人生好像缺少了什么——缺少付出。

在六年内，我们从没有孩子变成有四个孩子，有时确实不太容易，但是你拿什么来我都不换。这些年来，太太一直在家中扮演超人，照顾我们一大家子，包办家中每个成员大大小小的事情。

其实刚开始的时候，她并不懂得怎么照顾婴儿，但这些年来她学到很多，这要大大归功于百岁医师育儿法。

过去几年来，太太有许多机会跟别的妈妈分享这套育儿法，在愿意采纳这套育儿法的父母身上，我们看到了极大的效果。正因为这样，我很鼓励她写这本书。许多新手妈妈对照顾婴儿毫无经验，就跟几年前我太太的处境一样，她们可以从我太太的经验中获益，就像她也是从别人的经验中获益。

完成书稿后，太太请我帮她看一遍。我心想，我是她的丈夫，书中所讲的内容我理当非常熟悉。我们夫妻俩住在同一个屋檐下，我天天享受着她劳碌的果实，当然很清楚她每天都在忙些什么。

结果不然，从头到尾读完这本书以后，我真的很惊讶。

我一章章地读下去，才发现自己一直把太太的付出视为理所当然。她勤劳又用心地照顾我们一家，尤其是照顾孩子，我却把这些视为理所当然。她努力经营这个家，让它成为一个世外桃源，成为一个避风港，我却把这些视为理所当然。

从不同的角度重新来看这些事，我非常感动。我非常享受读她的书。

很多妈妈真的想用百岁医师育儿法来照顾宝宝，但有时难免会遇到问题。我想这本书也许会成为新手妈妈床头柜上翻阅最频繁的一本书，从趴睡、拍嗝、建立固定的作息、睡过夜、宝宝哭，一直到制作食物泥，内容包罗万象、应有尽有，各样大大小小的建议都可以切实地用在孩子身上。

本书详细描述了我们的家庭生活，从中可以看到每天固定的作息能给孩子带来安全感和稳定感，也可以看到适时满足孩子的需要，能帮助我们更了解孩子的个性，所以当孩子有异状时，可以很容易地找出原因。

　　我盼望妈妈们可以在本书中找到有用的信息，获得一些启发。

　　我也推荐做丈夫的读这本书，就像我自己曾仔细拜读一样，这能帮助你更了解你太太每天照顾你们一家子是多么辛劳，也能帮助你更了解自己的太太，这是为人夫者都应该努力追求的目标。

　　不是每一对想要孩子的夫妻都能够生育，很多夫妻因为不孕而痛苦难过，但也不必因此感到绝望。在本书的附录中，你会发现收养也是养儿育女的一个途径。其中分享了我们的收养观，帮助大家从不同的角度来看待收养，也许你会发现，收养跟你想象中的有很大的差距呢。

何　恩

2010年于台北

初版序
育儿可以轻松又愉快

我是个在家工作的译者，我先生是全职学生，目前在攻读博士学位。我们先后收养了四个孩子，都是从婴儿时期就带回家，现在分别是6岁、4岁、2岁和1岁。从婚前到婚后的十三年间，我有幸翻译了教养儿童方面的几本重要图书，比如美国知名儿童心理学家和婚姻辅导专家杜布森博士（Dr. James Dobson）的《勇于管教》（*Dare to Discipline*）、《让孩子自信过一生》（*Hide or Seek*），以及最近几年译的《百岁医师教我的育儿宝典》和《从零岁开始》（*On Becoming Babywise*）。我很感恩能有机会翻译这些书，它们在育儿方面对我有很多帮助。

2002年，我们还没有孩子的时候，就接触到百岁医师育儿法，当时觉得这套方法实在很棒，所以等孩子们陆续来报到之后，就迫不及待地开始应用了。

2006年，我翻译了《百岁医师教我的育儿宝典》这本书，加上自己也顺利地运用这套育儿法照顾四个来自不同原生家庭的孩子，此后便常有机会跟人分享这套育儿法。

很多人对这套育儿法有兴趣，也有不少人在应用时遇到困难，我在网络上看到许多妈妈着急地求助，她们的需要让我起了写这本书的念头。我想要详细记录自己按照百岁医师育儿法一路走来的实际经验，希望以此帮助做父母的享受育儿之乐。

我们夫妻俩深信孩子是上天的礼物，所以非常乐意抚养四个孩子。从自己的亲身经历中我们也深深体会到，后天运用恰当的育儿法，可以克服孩子先天在遗传、背景和个性等方面的劣势，带领孩子向正面发展，使父母和孩子的喜乐加倍。有许许多多的家庭从百岁医师这套育儿法中获益良多，我也衷心盼望本书能够为许多家庭提供帮助。

许惠珺

2010年于台北

增订本序
希望可以帮助更多人

  时间过得真快，拙作《这样做，宝宝超好带——百岁医师教我的育儿宝典实践篇》（繁体版）出版五年了，距离我第一次采用百岁医师育儿法照顾老大，竟然已经十二年了！

  四个收养的婴孩，四次采用百岁医师育儿法，都很顺利。不是因为我特别幸运，而是因为我对百岁医师育儿法有信心，就凭着这一股傻劲，每个细节按部就班，坚持执行到底，然后，就开花结果了。因为深受其益，就很热切地想跟大家分享，甚至不自量力地想帮助那些遇到困难的妈妈。

  过去五年来，有许多妈妈在执行百岁医师育儿法的过程中遭遇种种困难，一封封带泪的来信令我感同身受。我多么希望能马上为她们解决问题，但我不是育儿专家，只是一个育儿经验丰富的妈妈而已。所以，我只能陪她们一同难过，一同抽丝剥茧，一同设法找出问题所在，然后对症下药。正因为这五年来和众多的妈妈读者有许多互动，也有感于初版的内容可以再扩充，便产生了增订这本书的念头，希望借此带给读者更多的帮助。

因为绝大多数妈妈在问食物泥方面的问题，所以在增订本中增加了一章来谈喂食物泥时可能会遇到的状况。另外还增加一章，分享我们在训练和管教幼儿方面的心得和经验。这两章主要是根据过去五年来我在博客分享的育儿内容，重新做的整理和补充。前面几章也根据丹玛医师的著作《每个孩子都该有机会》（*Every Child Should Have a Chance*，直译），做了更完整的说明。初版中需要更新的信息，也在增订本中一并更新。

在这里我想提醒读者，这些育儿原则环环相扣，每个做法背后都有其原理，如果无法前后一致地去执行，只能做半套，恐怕无法收到相同的成效。有些人把宝宝交给长辈或保姆照顾，由于不同的照顾者有不同的想法和做法，导致在执行百岁医师育儿法的过程中连连受挫。我很同情你们的处境，但对这样的情况也爱莫能助，因为每一套方法都有其原则要遵循，不可能在随意更改之后又达到相同的效果。

虽说如此，在育儿之路上遭遇挫折的妈妈们，请不要灰心，困难总有办法解决的，就看您愿不愿意学习百岁医师的智慧，带着决心和勇气去面对它。如果读者可以学着如何找出问题所在，然后自己解决问题，不必事事依赖别人给出答案，那么本增订本的目的就达到了！我们一起加油。

许惠珺

2015年于台北

百岁医师与我

　　百岁医师的原名是丹玛医师（Dr. Leila Daughtry Denmark），她是美国的一位儿科医师，生于1898年，卒于2012年，享年114岁。

　　丹玛医师从30岁那年开始行医，直到104岁才因视力减退而停止看诊，但她仍继续通过电话为向她求助的父母提供咨询，直到110岁为止。我在2004年的时候，也曾经打越洋电话向丹玛医师求助。

　　丹玛医师行医七十余年，可以说是史上行医最久的医生，她的育儿理念祝福了无数的父母和孩子，无人能望其项背。除了擅长照顾婴儿，对于0~12岁孩童的训练与教养，她也有鞭辟入里的见解。这些宝贵的分享，在她自己的著作《每个孩子都该有机会》（*Every Child Should Have a Chance*，直译）都有详细的阐述。

　　我和百岁医师丹玛的育儿法，渊源如下：

2002年，我读了*Dr. Denmark Said It!*（《丹玛医师说》）这本讲百岁医师育儿法的英文书。

2003—2009年，我用百岁医师育儿法来照顾陆续收养的四个宝贝。

2006年，我译了《百岁医师教我的育儿宝典》。

2010年，我写了《这样做，宝宝超好带——百岁医师教我的育儿宝典实践篇》，分享我怎样用百岁医师育儿法，顺利地照顾好四个孩子。

2013年，我译了《丹玛医师说》。

百岁医师育儿法其实不难，我最初只是读了一本介绍百岁医师育儿法的英文书，就直接应用在老大身上，结果成效显著，父母和孩子都快乐，孩子也成长得很好。百岁医师育儿法有几个大原则，只要能够切实掌握，就能立见成效。欢迎大家一起来了解这套实用的育儿法。

第一章
建立六口之家

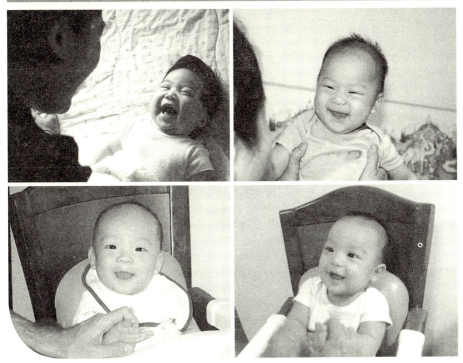

左上：老大（7周大） 右上：老二（2个月大）

左下：老三（5个月大） 右下：老四（6个月大）

汽车在黑夜中疾驶，街灯和车灯交替照在我身旁这张熟睡的小脸蛋上。注视着这个才11天大的女婴，我心中默默感恩，还好孩子不像我会晕车。然后我忍不住想，她将来长大会是什么样子？对了，我们该给她取什么名字？

　　把时间倒拨几个小时，那天下午我和先生正在睡午觉，突然一通电话把我们吵醒，是孤儿院院长打来的，说有个小女婴可以给我们收养，我们若是愿意，可以立刻去接她回家。我先生对院长说："给我们半小时想一想，商量一下。"挂上电话后，我们二人你看我，我看你，不敢相信我们长久等待的这一刻终于来临了。

　　婚后几年来，我们一直渴望生儿育女，但每个月都得经历一次情绪起伏，在期待与失望中来回切换，甚至数次尝试人工受孕，结果徒然劳民伤财。后来我们终于认识到，收养也是养儿育女的一个途径，便就此展开我们的"收养计划"。

收养第一个孩子

2002年，我们向孤儿院登记收养，因为院中的新生儿大多送往国外收养，所以等待的时间漫长而且不确定，我们隔三岔五打电话去询问，院长总是和蔼地说："今天没有，不表示明天不会有。"十个月后的一个星期天下午，好消息终于来了，我们只考虑了半个小时就决定要收养这个宝宝，然后急忙联络了一个朋友开车载我们去把宝宝接回家。经过往来奔波和舟车劳顿，等到我们把女儿接回家时，已经是凌晨1点。除了院长夫人临时送的几样应急用的婴儿用品，还有之前一个韩国朋友送的旋吊玩具之外，当时家里没有任何婴儿用品，我们只能先克服困难，在地上铺个小床给宝宝睡！

这时我们已经了解百岁医师的育儿法，所以当天晚上就开始训练宝宝睡过夜，结果一试便成功了。从第二天晚上开始，12天大的女儿就可以睡过夜了。初尝百岁医师育儿法之妙，我们兴奋无比。此后，我们将百岁医师的智慧奉为圭臬，展开了这套育儿法的实践之旅。

收养第二个孩子

过了两年，我们觉得该有第二个孩子了，就向另外一家收养机构申请收养。这次仍是收养女孩，带回家时才刚满月不久。妹妹渐渐长大，看着她们姐妹俩一起玩的情景，我们心里常常涌出暖意，有兄弟姐妹做伴的孩子是何等幸福。有一次大女儿对我说："妈妈，你猜我最要好的朋友是谁？"我心想，会不会是其他同龄的玩伴，结果她说是妹妹。当下我心里特别感动，因为手足之间能够这样相爱，实在难得又宝贵。

妹妹的个性和姐姐截然不同，非常倔强固执，不轻易让步，她身强体健，哭声也是惊天动地。刚开始我们吃了不少苦头，但在一步步地应用百岁医师育儿法之后，渐渐上了轨道，我们用了6天训练妹妹睡过夜。

收养第三个孩子

再过两年，我们又开始考虑要不要再接再厉，收养第三个孩子。这次我们考虑得比较久，犹豫不决，主要是担心照顾三个孩子会忙不过来。但是想到兄弟姐妹多，不仅玩伴多，还可学习群体生活，毕竟三人才算成群嘛。

几经考虑之后，我们鼓起勇气，收养了一个弟弟，带回家时5个月大。没想到弟弟性情温和，乖巧可爱，不大哭闹，非常好带，跟大姐一样，只训练1天就能睡过夜。两个小姐姐很爱弟弟，这令我们心里忍不住想：若有机会，也许可以再来一个弟弟，凑成两男两女，岂不是好上加好？

收养第四个孩子

没想到老三带回家才9个月，有一天，之前申请的一个收养机构突然来电通知说，有个男婴可以给我们收养。这个机会比我们预期的提前了一年来到，而且宝宝跟小哥哥的年纪才相差11个月！我们很意外，但是机会既然来了，而我们也不排斥有第四个孩子，何不欣然接受呢？就这样，我们有了四个可爱的孩子。

我们家老四的体格跟二姐很像，都是身强体健、哭声惊天动地，身体上有任何不适，比如肚子饿了、大便了、累了、困了等，就会号啕大哭，而且发出阵阵尖叫。刚开始我们真的被整惨了。

老四刚来时，家里的老二、老三都还在包尿布，老三也还在吃食物泥的阶段，那时我们真是忙得人仰马翻。还好我们对百岁医师育儿法已经驾轻就熟，而且5个月大的老四来我们家时，已经可以睡过夜，至少让我们省了一项训练。差不多花了2个月的时间，我们家的生活又渐渐上了轨道。

后天的养育方式是关键

我们家四个孩子来自四个不同的家庭，彼此之间没有血缘关系，基因和气质南辕北辙，但是在百岁医师这套育儿法的养育之下，个个有如春花绽放，生命力旺盛，幸福洋溢，充满安全感，而且人见人爱。我们做父母的看在眼里，心里的喜悦之情难以言表，深深觉得后天的养育方式实在太重要了。

我的先生大多数时间是在家读书、工作、做研究，所以能够和我一起分担照顾孩子的责任。他之所以这样安排工作，是因为他觉得家庭是第一优先，他不希望等到孩子长大后，才后悔当初没有花更多的时间陪孩子。

很多人觉得不可思议，我怎么可能自己照顾那么多孩子，其实关键在于有先生帮忙，我才有办法带四个孩子。他可以喂孩子喝奶或吃食物泥，可以帮孩子换尿布（有大便的尿布大都由他负责换），可以帮孩子洗澡、穿衣，可以带孩子去公园玩。当我需要出门买菜或采购日用品时，只要先生在家，我就不用拖着四个孩子一起出门。

我们夫妻俩拥有相同的信念、价值观和育儿理念，一同撑起这个六口之家。我们家虽然忙碌，却是忙中有序、幸福满满。

第二章

趴　睡

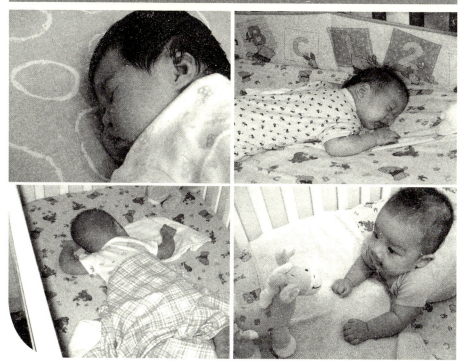

左上：老大（2周大）　　　右上：老二（近3个月大）

左下：老三（近5个月大）　右下：老四（5个月大）

我们家的宝宝都很爱他们的床，每当他们玩累了、被爸妈放到床上时，他们就像看见久违的老朋友，高兴地跟床拥抱，一副快乐又满足的模样，仿佛在这世上只要有这张床，其他什么都不重要了。我们好爱看孩子熟睡时那张安详满足的小脸蛋，世上没有什么比这更宝贵了。

最适合新生儿的睡姿——趴睡

今天对婴儿趴睡有许多争议，本书提供的是百岁医师的建议和我自己的实际经验，给想让宝宝趴睡的妈妈参考。想尝试的妈妈，请务必阅读趴睡的必要前提和安全措施，如果不放心，请不要勉强去做。

趴睡的第一个好处：有安全感。胎儿在母腹中是向前蜷伏的姿势，当新生儿采取趴睡姿势时，因为手脚可以稳贴在床上，所以会很有安全感，也就可以睡得安稳，睡得久。婴儿和成人一样，都需要有充足的睡眠，才会精神饱满、心情愉快。睡眠不仅能够让婴儿恢复所消耗的体力，更重要的是，它能够促进神经系统和脑部的发育。

趴睡的第二个好处：可以锻炼颈部、背部和四肢的肌肉。健康的新生儿在趴着的时候，可以自己抬起头来，也会自己转头换边。趴睡的宝宝很容易锻炼到颈部、背部和四肢的肌肉，这些部位的肌肉很快就会强壮起来，不会软趴趴的，头也很快就可以抬起来挺住，而肢体的动作更可以借由趴姿自然发展。

我们家老大11天大开始趴睡，老二5周大开始趴睡，两姐妹都是6个月大就会爬。老三和老四来到我们家时已经5个月大，两兄弟七八个月大以后才会爬，我猜测也许是因为较晚才开始趴睡。

趴睡的第三个好处：不容易窒息。宝宝趴睡时，如果吐奶、溢奶或是流鼻涕，会直接被纯棉的床包和铺在底下的浴巾吸收，不容易造成窒息。

趴睡的第四个好处：不容易因为胀气而肚子痛。百岁医师说，3个月以下的宝宝，很容易从嘴巴吞入太多空气，造成肚子痛。宝宝若是仰睡，会比较容易吞入空气，使这种情况恶化，但趴睡则会改善这个情况。

趴睡的第五个好处：漂亮的头形。趴睡的孩子头形更漂亮。很多人称赞我们四个孩子的头形漂亮，天庭饱满，后脑勺圆圆的，还有一张鹅蛋脸。仰睡的宝宝，后脑勺扁平，脸形较宽。

什么时候可以开始趴睡？

什么时候可以开始趴睡？原则上，健康的新生儿从医院带回家后，就可以开始趴睡。我们家老大11天大开始趴睡时，就已经会自己转头换边睡了。我们家每个宝宝上床睡觉时，不管是白天或晚上，都是采取趴睡姿势。

趴睡是脸侧在一边睡，不是正面朝下，宝宝的头会自动换边睡，不会一直侧睡同一边。

趴睡的必要前提：婴儿床要铺对

新生儿趴睡有个必要的前提：婴儿床要铺对。否则，若是吐奶过多塞住口鼻，可能会有窒息的危险。

铺婴儿床的必备品是四条纯棉大浴巾和一条纯棉的床包（或床单），大浴巾可以选厚一点的。如果浴巾比较薄，可能需要多铺几条。新买回来的大浴巾洗过晒干或烘干后，可以滴一点水看吸水性如何。

铺一张可以呼吸的床

首先在婴儿床的床垫上平铺四条厚的纯棉大浴巾，再在最上面平铺一条纯棉的床包，把床包四角往下拉，包住床垫。用床包比较容易包住整个床垫。若用床单，四边都要往床垫下方塞紧，不要让床单滑动。床包若包得紧（松紧带系紧一点），宝宝就算好动，也不太容易弄乱。

第一次用这个方法铺床时，我们曾经试过把脸朝下，鼻子贴住床包，结果发现仍然可以呼吸。这是因为下面铺有四条足够厚的纯棉浴巾，即使宝宝脸朝下，仍然可以呼吸。我们刚开始还会在宝宝的脸下面再铺一条薄的纯棉毛巾，如果吐奶的话，就不用立刻换洗床包了。

自己动手做婴儿床床包

如果买不到合适尺寸的床包，家里有缝纫机的妈妈，可以自己买纯棉的布料来做，并不难。准备一块纯棉布料，假设床垫长100厘米、宽60厘米，那么需要的布料尺寸就是长宽各加40厘米，也就是长140厘米、宽100厘米。多出来的40厘米，分配到两边，等于每边多20厘米，这是要用来包住床垫的。

裁剪布料时，将四个角各剪掉一个边长为20厘米的正方形，然后将缺角的两侧抓起来缝合，就会呈现立体的形状。

然后，将整个床包边缘全部穿上松紧带，可以稍微穿紧一点，这样可以包得更紧。

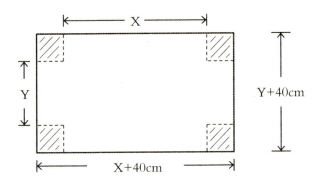

婴儿床床围

我们家铺婴儿床只用到大浴巾和床包，不需要床裙，也不需要买七件套或九件套的婴儿床用品，很省钱，也很好清洗。我们刚有老大时，家人从美国寄给我们一套婴儿床的床围。我们家每个孩子差不多五六个月大时，会开始在婴儿床上移动位置，偶尔手脚会卡到婴儿床的栏杆里，因为无法动弹而大哭，这时这套床围就派上了用场。

不过我大概只会用几个月就拿掉，因为这套床围较低也较软，很容易被宝宝弄乱，我嫌麻烦就懒得再用，还好宝宝卡住手脚的次数并不多。有些人使用床围是因为担心宝宝的手脚协调性较差，不经意撞到婴儿床的硬栏杆可能造成意外伤害。我们家四个宝宝倒是没遇到过这种情形。其实，宝宝不像我们想象中的那样脆弱，所以做爸妈的不用过于担心。

婴儿床床垫

根据我们过去的经验，婴儿床用什么床垫不是那么重要，因为重点是铺在床垫上面的四条纯棉大浴巾和床包。我们用过木头硬床垫（最上面密封一层防水的透明塑料布）、海绵垫（外面包裹防水的薄塑料布），也用过不便宜的天然乳胶床垫。各种不同的床垫本来都可以使用，可是养老四时却让我们束手无策了。

我们家老四睡醒后经常会玩床垫，乳胶垫很软，他会把床垫掀开，抽出床包和浴巾，玩得不亦乐乎。每当我看见整张床被他弄得乱七八糟，几乎要抓狂，每天都得把他的床重铺好几回。

后来我在网络上找到婴儿床用的弹簧垫，这种床垫较硬也较厚（足足有12厘米厚），可以按婴儿床的尺寸定做，虽然价格不菲，我还是忍痛买下来，这下这小子就没辙了。

我铺床时，会把床垫拿下来放在地上，铺上浴巾和床包，再放回婴儿床上。量婴儿床床垫的尺寸时，和床栏之间最好留2厘米的空隙，免得床垫铺好后，很难放回婴儿床上。我当初就是没想到要留空间，所以常常要很费力，才能把铺好的床垫塞回婴儿床。这又是一次惨痛的教训。

总而言之，真正的重点在于怎么铺床，不过婴儿床的床垫还是要有点厚度和硬度，否则不好铺。又软又薄的床垫就算铺好，浴巾和床包也不容易固定，宝宝如果比较好动，妈妈铺床就得勤快点儿了。

喝完奶后可以趴睡吗？

喝完奶后可以趴睡吗？我们的经验是，只要拍好嗝就没问题。我们家老四有溢奶的问题，溢奶不是吐奶，而是在喝完奶后时不时会吐一口奶出来，很容易把衣服和床包弄脏。像这种情形，我们就在喂完奶后至少竖抱他15分钟，多拍拍背，尽量让他把嗝都打出来。

但是溢奶的情况不见得都能立刻解决，因为有些宝宝溢奶的原因是胃部肌肉发育尚未成熟，这种情况会随着年龄而改善。所以有好几个月的时间，我们几乎天天得换婴儿床的床包，甚至大浴巾。不过宝宝到了1岁时，就不再有这个问题了。

我们家的宝宝白天小睡时，有时会吐一点奶在床包上，但都没有发生过危险。这是因为床包和下面的浴巾会吸收水分，而且宝宝的脸不会正面朝下贴住床包，当脸侧向一边睡的时候，就不容易让吐出来的奶塞住口鼻。

婴儿床应保持空旷

新生儿的床上不要放枕头、毯子和毛绒玩具等物品，也不要用趴睡枕，直接让宝宝趴在床包上就好。这样可以避免新生儿的口鼻被捂住。

不过，在宝宝四五个月大时，我们会在婴儿床上放一只安全、不容易掉毛的短毛玩偶来安抚宝宝。久而久之，它就成了宝宝最爱的玩伴，当他醒来时，可以自己在床上玩玩偶。

所以，我们家每个孩子都有自己最爱的安抚玩偶，他们亲昵地称这些玩偶为"朋友"，还给这些"朋友"取名字。当他们上床搂着自己的"朋友"时，就非常快乐满足；在他们难过时，这些"朋友"也能带给他们安慰。出门在外过夜时，有这些"朋友"在身边，孩子就有一种归属感，我们做父母的看了，脸上也不禁露出笑容，心中涌起一股暖流。

趴睡的摘要分享

一、新生儿自然的睡姿是趴睡，趴睡时有安全感，容易睡得好。

二、趴睡的必要前提是婴儿床要铺对，在婴儿床床垫上铺四条纯棉大浴巾，最上面用纯棉床包把床垫包住。

三、把宝宝放上床前一定要拍好嗝，减少吐奶和溢奶的可能。

四、婴儿床应保持空旷，不要放枕头、毯子等物品，避免新生儿的口鼻被捂住。

第三章

喂 奶

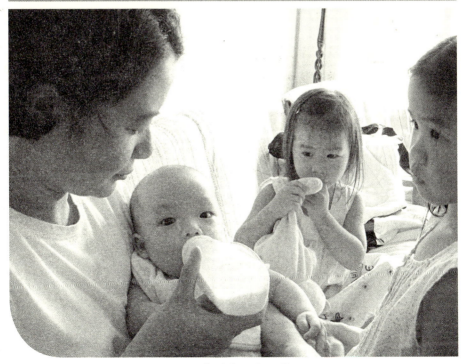

老三来到我们家的第一天
喂奶可以迅速拉近亲子之间的感情，所以我珍惜每次喂奶的时光

"嗝！"宝宝打了一个响嗝，我们立刻高声叫好。在爸妈耳中听来，婴儿打嗝的声音真是全世界最悦耳的声音！

一天中最亲密的时光

喂奶时间是亲子亲密互动的时刻，也应该是婴儿与母亲一天当中最快乐的时光。妈妈应该轻松地好好享受这段亲子时光。若是用奶瓶喂奶，爸爸也可以帮忙喂，让宝宝在喝奶时也能感受到父爱。喂奶时间很宝贵，应该好好把握，借这个机会来拉近亲子之间的距离。

喂母乳

我的四个孩子都是收养的，我没有喂母乳的经验，但我可以简单分享一下百岁医师对喂母乳的几点重要看法。

百岁医师说，喂母乳是最自然、最棒的喂养方式。因为母乳是婴儿的完美食物，母乳中的营养和抗体是实验室中造不出来的；而且喂母乳时，宝宝会很有安全感，母亲和孩子之间也会非常亲密。

喂母乳的母亲，必须避免抽烟、喝酒、吸毒，也不要摄取含有咖啡因的饮料，而且要注意营养均衡和健康。

频繁地喂奶无助于母亲乳汁的分泌。想要确保乳汁分泌充足，母亲的饮食应当均衡健康，作息要规律，心情要轻松愉快，并且要享受喂母乳的过程。

配方奶的温度

给宝宝喝的配方奶，要跟母乳一样温热。不要给宝宝喝冷的奶，这会减缓宝宝发育和代谢的速度。

我们家会把电热水瓶设在60℃保温，每次都用60℃的温开水冲泡配方奶。泡好奶后，稍微放凉，再给宝宝喝。刚开始可以滴几滴奶在手上，感受一下温度，渐渐地只要用手握住奶瓶，就可以约略知道温度合不合适。

奶瓶奶嘴

在照顾过四个宝宝之后，我发现防胀气的十字孔奶嘴最好用。宝宝吸奶时很顺畅，不吸奶时，奶也不会自行流出，而且能有效减少宝宝吸入空气。等宝宝4个月大左右，我们通常会在配方奶中加入一两匙婴儿米精补充营养，这时就改用大号的十字孔防胀气奶嘴。

用奶瓶喂奶的姿势

喂奶时，假设是用右手拿奶瓶，宝宝的头就是靠在我们的左手手臂上。我们会把宝宝的右手夹在我们的右臂下方，左手轻握宝宝的左手，右手拿奶瓶喂奶。根据我们的经验，坐在扶手椅上喂奶最好喂，因为可以靠在扶手上，坐起来舒服，心情也比较轻松。

用奶瓶喂奶时，整只手从下面轻轻托住奶瓶的下半部，将奶嘴放进宝宝口中，不要用力塞入，让宝宝自己很自然地含住整个奶嘴。

拍嗝的姿势

我们还是新手父母时，试过几种拍嗝的姿势，比如放在肩上拍嗝或放在腿上拍嗝等，效果都不佳。后来有个朋友来访，传授她当年生产时护士教她的一招，结果效果奇佳，从此我们都用这个姿势帮宝宝拍嗝。就是让宝宝背部挺直，坐在大人腿上，大人一手托住宝宝的胸部，手掌放在宝宝腋下，另一只手轻拍宝宝背部。在宝宝还不会坐之前，比较难让他坐直，但只要能够坐直，有时还没拍背，宝宝就打嗝了。

多久喂一次奶?

新生儿每4个小时喂一次奶，也就是说，喂奶时间的间隔是4小时，不管喂配方奶或母乳都一样。比如早上6点、10点，下午2点、6点，晚上10点。一天喂五次奶，半夜不喂奶。

百岁医师说，根据研究，喝牛乳配方奶的宝宝，胃部需要4个小时才能排空；只喝母乳的宝宝，胃部需要3个小时才能排空。人体的胃就像一个袋子，吃进胃里的食物，必须完全消化后才能够继续往下排入小肠，然后营养才会被充分吸收。如果不停地喂奶，胃里面的旧奶还来不及消化，新奶就进来了，新旧奶混在一起，就会出问题。这是因为胃的容量有限，不能容纳那么多的奶。如果胃想要休息，就只有两个办法：一个是不等消化完全，就把奶排入小肠；另一个是宝宝把奶吐出来。

所以我们可以想象，如果宝宝一哭妈妈就马上喂奶，宝宝的胃会随时装满了奶，毫无休息的机会。这样做会影响消化，不利于健康。

其实，按时间表喂奶的宝宝应该会很快乐，因为他知道什么时候可以喝奶，也期待在固定的时间喝奶。宝宝如果有合理的期待，而且这些合理的期待每次都会实现，他就会有安全感，就会快乐。

有妈妈问，早产儿的喂奶时间和次数，是不是不一样？百岁医师建议早产儿也是4个小时喝一次奶，因为他们的胃也需要花相同的时间来消化喝下去的奶。

如果不放心的话，半夜可以多喂一次奶，直到宝宝足月，然后半夜就不必再喂奶了。

一次喂多少奶？

我们家都是喂配方奶，还没开始吃食物泥的宝宝，每天喝奶的总量与体重成正比。理论上，每1公斤体重大约相当于100毫升到150毫升的奶量。比如6公斤的宝宝，一天喝奶的总量大约是600毫升到900毫升，分四次喂的话，一次喂150毫升到225毫升。不过每个宝宝的体质不同，食量也不同，这只是个粗略的参考值。

百岁医师说，每个宝宝需要喝的奶量都不一样，重点不在于喝多少，而在于能消化吸收多少。也许你家宝宝喝很少就满足，而隔壁家的宝宝要喝很多才会满足，但两个宝宝体重增加的情形却差不多。

正常健康的宝宝，偶尔会有一餐完全不想喝奶或是喝得很少，这没有关系，因为等到下一餐喂奶的时间到了，宝宝就会喝足奶。所以重点还是要好好维持每4个小时喂一次奶的作息，而且妈妈喂奶时要开心，要有耐心。

如果宝宝不肯喝奶，又没有生病，配方奶也没有问题，就不要强迫宝宝喝奶。如果宝宝这餐喝不完，下餐可以稍微减量；如果这餐全部喝完，下餐可以稍微加量。基本上，宝宝在15分钟内能喝多少就给他多少，不过身体健壮、心情愉快的宝宝，喝奶的速度其实很快，可能不到10分钟就可以解决。

不要过分执着于宝宝每餐喝多少奶，其实宝宝每次喝奶的量并不重要，重要的是宝宝觉得满足，而且体重增加的情形正常。

每次喂奶要多久？

百岁医师说，用奶瓶喂奶的话，最好在15分钟内喂完，因为宝宝如果吸奶嘴吸太久，很容易从鼻子吸进太多空气，导致肚子痛。而身体比较瘦弱的宝宝，更是不该喂奶喂太久，因为吸奶是很费力的一件事，吸太久会让宝宝消耗太多体力，对瘦弱的宝宝来说，反而不利。所以喂奶的时间需要控制，不是坚持非喂完不可。

宝宝厌奶

如果宝宝不肯喝奶，不要一直强迫他喝，否则厌奶的情形会更严重，甚至每次要喂奶，宝宝就会哭。而且用奶瓶喂奶的时间若是拖得太长，有可能会伤到宝宝的口腔和舌头，而且可能增加胀气的情况。

宝宝有厌奶现象时，妈妈喂奶就会有压力，所以妈妈要特别注意自己喂奶时的态度，因为这会影响到宝宝喝奶的意愿。妈妈喂奶的时候，心情要保持轻松愉快，不要赶时间，也要有信心，不要还没开始喂奶就担心宝宝不喝奶。要记住，用餐时间应该是一天当中最快乐的时光才对。

我们家老大和老二在两三个月大时都有厌奶的现象，但我们仍然按照时间表喂奶，吃多少算多少。如果下一餐宝宝提早饿了，我们也不会提早喂。根据我们的经验，宝宝如果有饥饿感，厌奶的情况会改善一些。

不过厌奶期若是太长，确实会令父母感到困扰、受挫和担心，不知道宝宝有没有在正常成长。我们也经历过这样的时期，后来干脆买了一个婴儿秤，自己在家帮宝宝称体重，仔细记录下来。宝宝体重增加的情形可以一目了然之后，就会发现其实不需要太担心。

经验谈： 老大、老二的厌奶期

我们家老大在2个月大时有厌奶现象，原本每餐可在10分钟内喝完奶，那段时间却要花45分钟才能喝完，其中有几天还会哭闹。后来发现可能是胀气的缘故，在医生的建议下改用十字孔奶嘴，结果有明显的改善。这次的厌奶在三周后结束，然后胃口就恢复了。我们家老大厌奶时，喝奶喝得很慢，但是会喝完。

可是老二厌奶时就不一样了，她不是喝得很慢，而是喝得很少。她在3个月大时开始厌奶，那时一天喝四次奶，每餐喝奶量不定，一天喝奶的总量是500毫升左右，当时她的体重已将近6公斤。后来改成一天喝三次奶，每天喝奶的总量就增加到600毫升左右。我们发现等她的胃部清空有饥饿感时再喂奶似乎有帮助。这次的厌奶大约持续了两周，还好体重增加的情形还算正常，不久之后胃口恢复，每餐可喝240毫升的配方奶（加2匙婴儿米精），一天喝三次奶。

体重持续增加是正常成长的指标

3个月内的宝宝，体重平均每天增加大约30克。满3个月后，体重增加的速度稍缓，平均每天增加大约15克。满6个月后，体重增加的速度会渐渐变慢。满24个月后，体重平均每年增加大约130克，直到6岁。

以上的数字是平均值，不是每天都会增加相应的重量，所以不用每天帮宝宝称体重，一周称一次即可。其实最需要留意的是：宝宝开不开心，满不满足，体重有没有持续增加。

喂奶的摘要分享

一、喂奶时要保持轻松愉快的心情，不要赶时间，利用喂奶时间拉近亲子关系。

二、喂奶后一定要拍嗝。

三、短暂的厌奶是正常现象，可注意配方奶从奶瓶中流出是否顺畅，以及喂奶时间的间隔够不够长。不要强迫宝宝喝奶。

四、体重持续增加是正常成长的指标，可以定期记录宝宝的体重。

第四章
建立固定的作息

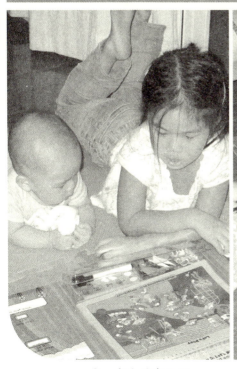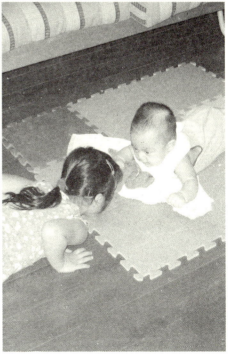

左：老大陪老三玩　　　　右：老二陪老四玩

我们家的孩子很喜欢固定的作息时间表，喜欢知道接下来要做什么，这让他们对每天的生活带着一种期待、兴奋的心情。比如吃完早餐后，他们会问爸爸："等一下可以去公园玩吗？"这是因为天气好的时候，爸爸常会在早餐后带他们去公园玩。又比如他们知道吃完午餐一个小时后是午睡时间，所以午睡时间一到，不会讨价还价，都会乖乖去睡。他们很喜欢规律，在规律中有安全感。

训练从出生第一天开始

百岁医师说，为孩子建立生活的秩序很重要，这关乎孩子一生的幸福。孩子的生活若是缺乏一套可以遵循的系统，将来长大后，不容易活出有意义的快乐人生。

父母要知道，宝宝非常容易养成习惯，一件事只要做过三次，或是连续做三天，宝宝就会养成习惯。比如说，宝宝晚上不肯睡觉，就抱着他走来走去，或是坐在摇椅上摇来摇去，想要哄他睡。只要父母连续三天晚上在同一个时间这样做，宝宝就会养成晚上一定要人抱着走来走去或摇来摇去的习惯。如果父母之后没有继续这样做，那就只有等着宝宝哭的份儿。

百岁医师再三叮嘱为人父母者：是宝宝来跟父母同住，不是父母来跟宝宝同住。做父母的必须明白，这个家是他们在做主，他们比宝宝有智慧，比宝宝清楚人生的正路，他们要负责引导和训练宝宝，而不是让宝宝来决定该怎么做。

当然，父母也必须让宝宝感受到他们的关爱和保护，感受到父母会满足他一切的需要。

这样的训练从宝宝一生下来就必须开展，才能收到最大的成效。

宝宝每天该睡几个小时？

新生儿有可能每天睡20个小时，3个月大的宝宝有可能每天睡16个小时，2到6岁的孩子，有可能每天睡12个小时。充足的睡眠有助于婴儿的发育和成长，睡眠充足的孩子不但精力充沛、食欲好，也比较快乐，就跟大人一样。

如果宝宝是趴睡，按固定时间喝奶，而且睡觉的房间不是太热或太冷，空气不是太闷，那么父母就不该担心宝宝的睡眠时长。因为如果睡眠环境良好，宝宝的健康也良好，自然会有充足的睡眠。

按照"吃—玩—睡"的顺序

我们带宝宝回家后，第一件事就是帮助他建立固定的作息。我们会按照"吃—玩—睡"的顺序，每4个小时喂一次奶，喂完奶后帮他拍嗝，陪他玩半个小时左右，然后换上干净的尿布，送他上床小睡。我们家3个月内的宝宝，喂奶的时间是早上6点、10点，下午2点、6点，晚上10点，半夜不喂奶。

固定作息大有好处

作息固定后，父母可以预知宝宝的行为，宝宝也有安全感，因为他们知道父母会怎么做。比如说，父母会知道宝宝正常的哭是什么样子，可以判断宝宝是不是大便了等，也可以更快、更准确地看出宝宝的异样（这一点很重要，有助于找出真正的健康问题）。至于宝宝，则会知道接下来会怎样，不会总是被迫面对变化或新的挑战，这对宝宝很重要，因为挑战势必会一个接一个地到来。

吃：每4小时喂一次奶

每天固定在同一时间喂第一餐，喂奶时间间隔4个小时，喂母乳或喂配方奶都一样，这是为了让胃部可以清空再进食。如果胃部没有清空就再喝奶，新旧奶在胃里混合，会引发其他的健康问题。

在刚开始建立固定作息的一周内，宝宝很可能会提前饿，想要喝奶，我们会看情形，如果实在撑不到4个小时，至少会等3个小时再喂。几天下来，宝宝提前饿的情况会改善，大约一周内就可以适应每4个小时喝一次奶。

睡过头或提前醒来，也要按时喂奶吗？

新生儿很爱睡觉，常常到了喂奶时间还在睡。我们家老大在新生儿时期，有时小睡会睡3个多小时，到了该吃奶的时间还在睡，这是正常的。可是到了喂奶时间，一定要让宝宝起来喝奶。有些人认为睡比吃重要，不该叫醒宝宝起来喝奶。其实白天的作息时间一旦固定，宝宝的生物钟就会稳定下来，然后晚上就能够轻易地连续睡8小时。

喂奶时间快到时，我们会先把宝宝的房门打开，拉开窗帘，放点轻音乐，然后把宝宝抱起来，温柔地叫醒宝宝，搓搓手脚，用湿毛巾擦擦脸，或是给宝宝洗个澡。我们会尽量按喂奶时间喂奶，把白天的作息固定下来，因为这是晚上睡过夜的一大关键。

如果喂奶时间还没到，宝宝就已经醒来开始哭，我们通常会让他哭。除非是大便了或在床单上吐了奶不舒服，我们才会处理他的需要。有时我们会抱宝宝起来洗澡拖延时间，原则上我们不会提前喂奶，尽量拖到接近喂奶的时间再喂。

我们也不会提前把宝宝抱起来玩，因为这样一来，宝宝喝完奶之后恐怕会很累，必须立刻上床小睡，就破坏了"吃—玩—睡"的顺序。

根据我们的经验，等宝宝适应固定的作息之后，如果提前醒来，通常会自己安静地在婴儿床上玩，不会哭闹，所以这个阶段的哭只是暂时的，以后不会每次提早醒来就一直哭。除非父母的做法不一致，有时候仍然会进去哄宝宝，这样他就有可能一再尝试用哭来寻求父母的注意。我们做父母的需要很有智慧，懂得分辨什么时候该抱，什么时候该放手。

玩：喂完奶后玩半小时

白天每次喂完奶后，可以陪宝宝玩半个小时左右，抱他，逗他，亲他，唱歌或读故事书给他听，摆动他的手脚，进行亲密的肢体接触。也可以利用这段时间，让宝宝的背部晒几分钟太阳，摄取维生素D。

这段时间不光是抱着宝宝而已，还要跟他互动，给他充分的注意和关爱，满足他情感上的需求。宝宝情感的槽，应该在这段时间被填满。

玩半个多小时之后，确定宝宝已经拍好嗝，换上干净的尿布，就送宝宝上床小睡。

睡：让宝宝自己入睡

宝宝白天小睡时，我们会把房间的窗帘拉上，光线越暗越好，并且保持安静，不放音乐。如果宝宝一上床就哭，我们不会立刻抱他，因为知道已经满足了他的各样需要。宝宝现在只是在表达他"想要"什么——他想要我们继续抱他、继续陪他等，但我们知道他"需要的"和"想要的"可能是两回事。宝宝此刻"需要"学会自己入睡，这不是玩耍和抱抱的时刻。固定作息最美的一点是，宝宝的需要会在适当的时刻得到满足，这种做法会让宝宝身心健康地成长。

如果我们怀疑宝宝可能大便了，会进去检查，但不会哄他、抱他，否则会变成训练宝宝用哭来得到他"想要"的东西。

我们家每个孩子在1岁前，都是单独睡在自己房间的婴儿床上，因为干扰比较少，睡眠质量也比较高。如果不得已，大人必须和宝宝睡同一个房间，可以利用家具或窗帘来分隔宝宝和大人的空间，至少要做到宝宝上床睡觉后，房间保持安静，灯光照不到宝宝。比如我们过年回娘家时，如果必须和宝宝睡一个房间，会在充当婴儿床的游戏床旁边围一条床单，来分隔空间和光线。

经过上述的训练，我们家每个孩子不管白天或晚上都能够自己入睡，不需要人哄，也不需要父母在旁边陪睡。

经验谈：训练老四自己入睡

我们家老四刚被带回家时，入睡前经常很吵，不断发出叫声，有时会小声哭一阵，身体一直前后摆动。刚开始我们不了解他是怎么回事，会进去检查是不是大便了或溢奶了，他有时溢奶把床单弄湿，趴在上面不太舒服。我们曾经试过进去安抚他，但做了几次之后发现无济于事。他看见我们进来会很高兴，我们走了之后，有时候他确实会安静下来，但大多数时候还是继续发出声音。

后来我们决定不理他，除非怀疑他大便，否则我们尽量不进去看他。结果他自己玩累了就会睡觉，不需要人另外安抚。

不过我们也注意到，我们家老四的情感需求似乎较大，如果在他上床睡觉前，给他充分的注意和关爱，并且把他放上床后，轻抚几下他的背部，轻声向他道晚安，他通常会立刻安静下来，较快入睡。

经验谈：建立固定作息的挑战

带老大回家后，我们就开始学习为宝宝建立固定的作息，发现刚开始一两周内特别需要智慧和耐心。

在第一个礼拜时，她有几次在晚上最后一餐（11点）前一个小时开始哭，检查确定并不是大便了或身体不舒服。当时我们对婴儿的哭不甚了解，内心颇为挣扎，听到她的哭声十分不忍，不知道该不该提早抱她起来或提前喂奶。

刚开始我们试过把她抱起来，但第二天她仍如法炮制，我们觉得这样下去不是办法，只好任凭她哭一阵子，结果只试了一两次，就改掉了她这个习惯。后来她提早醒来时，会很满足地自己玩，而不是哭闹着要人抱。

宝宝的作息范例

根据百岁医师在她著作中的文字叙述，我将她建议的宝宝作息归纳整理，罗列如下，比较能够一目了然。

◎新生儿：白天两次小睡，晚上连续睡8个小时

早上6点	喂第一餐奶＋小睡——喂完后让宝宝小睡到9点，然后起来洗澡
早上10点	喂第二餐奶＋小睡——喂完后让宝宝小睡到下午2点
下午2点	喂第三餐奶，喂完后，宝宝应该会醒着，并且会哭一段时间
晚上6点	喂第四餐奶，从6点到10点，宝宝可能会哭一段时间，或者只是醒着
晚上10点	喂第五餐奶，喂完就送宝宝上床睡觉，直到第二天早上6点

正常的新生儿，晚上应该可以从10点连续睡到第二天早上6点。

◎3个月：白天一次小睡，晚上连续睡8个小时

宝宝满3个月之后，爸妈可以在地上铺垫子，让宝宝趴在上面，这样他可以自由行动，可以学爬，多爬有助于身体的发育。这个阶段可以尽量让宝宝待在开放的空间，让他有较多的机会观察家人、和家人互动。家人也可以多跟宝宝说话，但不要使用幼稚的词汇。

早上6点	喂第一餐奶
早上10点	喂第二餐奶＋小睡——喂完后让宝宝小睡到下午2点
下午2点	喂第三餐奶
晚上6点	喂第四餐奶
晚上10点	喂第五餐奶，喂完就送宝宝上床睡觉，直到第二天早上6点

◎5个月：改成一天吃三餐，两餐之间间隔5个半小时，白天一次小睡，晚上连续睡至少12个小时

早上7点	喂奶和食物泥
早上9点	让宝宝小睡到中午12点
中午12点半	喂奶和食物泥
晚上6点	喂奶和食物泥，喂完就送宝宝上床睡觉，直到第二天早上7点

◎8个月：**断奶改吃食物泥**

作息时间表和5个月时相同，只是改成吃食物泥，不再喝奶。

早上7点	喂食物泥
早上9点	让宝宝小睡到中午12点
中午12点半	喂食物泥
晚上6点	喂食物泥，喂完就送上床睡觉，直到第二天早上7点

◎1~2岁

仍然一天三餐，两餐间隔5个半小时，中间不吃点心，不喝饮料，只喝水。

早上7点	喂食物泥
早上10点	让宝宝小睡到中午12点
中午12点半	喂食物泥
晚上6点	喂食物泥，喂完就送上床睡觉，直到第二天早上7点

白天小睡次数可视需要调整

我们家3个月内的宝宝，每次喂完奶、清醒半个小时后，就会上床小睡，所以白天会小睡四次。可能是因为做法前后 致，孩子都能够好好小睡。

如果观察到孩子白天不需要小睡这么多次，下午2点到晚上10点这段时间，不一定要让宝宝小睡，只是他在这段时间仍有可能打瞌睡。所以，这段时间可以让宝宝待在自己房间的婴儿床上，但把房门打开，窗帘不必拉上；也可以让宝宝待在客厅或家人活动的区域，他可以自己玩，可以跟家人互动，也可以打瞌睡。

　　从三四个月到1岁之间，宝宝改用一天吃三餐的时间表，所以上午和下午改成各小睡一次，每次至少睡2个小时。我们的孩子晚上会连续睡12个小时，并没有白天睡了晚上就睡不好的情况。

　　满1岁以后，我们仍会让孩子上午和下午各小睡一次，每次2个小时，直到2岁左右。我坚持白天让宝宝小睡两次，是因为宝宝肯睡，而且不会影响到晚上连续睡12个小时。

　　但每个孩子需要的睡眠时间不同，如果宝宝白天只肯小睡一次，可以试着让他只小睡一次，最好在上午，至少睡2个小时。下午的时间可以做点规划，比如几点到几点是做什么，免得孩子无所适从，反而容易哭闹。可以安排一段时间让宝宝自己在游戏床上或房间里玩。

宝宝哭

　　爸妈如果了解宝宝为什么哭，也知道哭对宝宝有什么好处，就不至于一听到宝宝哭就惊慌失措，急着要做点什么好让宝宝停止哭闹。

　　宝宝哭的原因其实很多，五花八门，但不外乎是身体或心理上不舒服。身体上的不舒服有可能是饿了，有可能是大便了不舒服，有可能是哪里痛，有可能是对配方奶过敏，有可能是皮肤痒，有可能是太冷或太热等；心理上的不舒服有可能是想要人抱，有可能是觉得被冷落等。但百岁医师说，宝宝哭有一个最常见的原因，就是仰睡，因为仰睡会让宝宝没有安全感，心里害怕。

其实，因为每个宝宝都不一样，好恶也不一样，所以每个宝宝哭的原因也不会一样。爸妈必须仔细观察，去了解孩子哭的原因，然后对症下药。

很难说宝宝哭多久算正常，但可以肯定的一点是，哭对于宝宝的发育非常重要。百岁医师说，宝宝必须哭，而且是用力哭，才能打开肺部，让肺部的功能全部发挥出来。所以，她常对做母亲的说，如果你今天不让宝宝哭，他明天就会让你哭。

宝宝白天不可能整天都在睡觉，他醒着的时候有可能会哭闹，一旦哭闹，把空气吞进去，肚子就痛了。肚子若是痛了，当然会再哭，又会让他吞进更多空气，然后肚子就更痛，变成一个恶性循环。

可这是很正常的情况，也是很健康的情况。假设宝宝白天都很顺利地每4个小时喝一次奶，每次喝完奶后都能乖乖小睡，可是每天晚上10点喝过最后一餐奶之后，都会开始哭闹，断断续续哭到半夜12点才睡着，然后睡到早上6点醒来。如果同样的情况一再反复发生，爸妈其实可以放心，因为宝宝哭不是因为有异常，而是因为正常的宝宝本来就会哭。

3个月以下的宝宝每天都会哭一段时间，这是正常的，而且这对宝宝有益处，因为用力哭可以把肺部打开，宝宝也可以在这个过程中得到足够的运动。

百岁医师说，宝宝哭，是为了让父母知道他不高兴，做父母的需要了解这一点。但宝宝也必须从小就明白，他不能利用哭来得到对他身心发育有害的东西。如果哭有助于孩子的正常发育，有助于训练孩子，那么真正爱孩子的父母，就必须愿意听孩子哭、让孩子哭。

吸安抚奶嘴，还是吸手指？

有些宝宝晚上吸着奶嘴上床睡觉，睡到一半奶嘴掉了就会哭，父母还得半夜起来帮宝宝塞奶嘴，不得安眠。有时候临时要用安抚奶嘴却找不到，让人着急得不得了。

安抚奶嘴名副其实就是安抚用的，如果让宝宝吸手指，他可以自己决定什么时候需要安抚，什么时候不需要。使用安抚奶嘴的话，是大人在决定宝宝什么时候需要安抚。我想即使是这么小的一件事，都可以训练宝宝独立，让他自己决定什么时候需要安抚，让他靠自己就能安抚自己，不必依赖一样外来的东西。

很多人看见我们的孩子吸手指会大惊小怪，立刻喊脏，其实如果怕脏，多帮孩子洗手就好。我从未想过要帮孩子纠正吸手指的习惯，总觉得顺其自然就好，也许他们需要从中得到一些安慰或安全感。

很多读者来信询问，孩子几岁时需要帮他纠正吸手指的习惯？怎么纠正？每次收到这类问题，我都有点惭愧，因为我并没有刻意阻止孩子吸手指，所以我们家有几个孩子到四五岁时，晚上睡觉仍会吸手指。手指吸到长茧也是有的，不过长大后就不见了。

　　宝宝为什么会想吸手指？百岁医师解释说，婴儿从一生下来，就开始从口鼻吞进空气，等到肚子胀满了空气，就会产生疼痛。当婴儿觉得肚子痛时，会本能地以为只要吸吮就可以止痛，却不知道每吸一次，就会吞进更多空气，让肚子更痛。

　　所以宝宝在疼痛或不舒服的时候，会本能地吸手指。如果母亲误以为宝宝吸手指是表示肚子饿，便立刻喂宝宝吃奶，结果会适得其反。因为胃还没排空就喝下更多的奶，反而会让宝宝的胃更不舒服，以至于哭得更厉害。

　　有些妈妈会问，那么可以给宝宝吸安抚奶嘴吗？其实很多时候，安抚奶嘴弄脏了，大人却还是往宝宝的嘴里塞，实在很不卫生。更严重的是，奶嘴是橡胶做的，相较于母亲的乳头和婴儿手指上的皮肤，质地硬多了。所以，如果给宝宝吸安抚奶嘴，在长时间不断的摩擦下，会很容易伤到宝宝的舌头和味蕾，甚至可能形成鹅口疮，让宝宝更加不舒服。

　　这是个恶性循环，宝宝越不舒服就越要吸奶嘴，误以为这样可以止痛。结果，安抚奶嘴就整天被宝宝含在嘴里，那块硬橡胶就一直在那里摩擦宝宝的舌头。

　　百岁医师认为，应该直接让宝宝吸手指。一方面宝宝大拇指上的皮肤有抗体可以杀菌；另一方面宝宝可以随着自己的需要，自己决定要不要吸，而不是依赖爸妈来决定什么时候吸、什么时候不吸。

不过，2岁以上的孩子开始接触到别的小朋友和他们的玩具，那些玩具上可能有蛲虫的卵。如果此时孩子还是继续吸手指、咬指甲或是把手放进嘴里，就有可能感染蛲虫病。百岁医师说，倒是可以在这个时候帮助孩子纠正吸手指的习惯。但是她特别提醒，想要孩子纠正吸手指的习惯，做父母的绝对不能用一直念叨的方式，这样做完全起不了作用。父母可以好好跟孩子说明，说一直吸手指可能会感染蛲虫病，也让孩子明白会有什么可怕的后果。父母好好跟孩子解释完之后，就不要再提这件事了，因为人真的很奇怪，越是被念叨，就越要去做，孩子也不例外。

大人的态度和做法是训练成败的关键

根据我们自己的观察，大人如果很紧张，一直哄宝宝，宝宝就很容易焦躁不安，常常要人哄。婴幼儿很需要固定的作息时间和照顾方式，在这个阶段需要保护孩子的作息，不能轻易让一些事或人来打扰，我们会尽量把优先次序理清楚，然后照着去做。

大多数时候，问题不是出在宝宝，而是出在我们身上。宝宝其实都是凭本能和习惯行事，而他们的习惯都是我们大人养成的，都是受到我们的影响。大人的一举一动都是在训练孩子，即使我们并不自觉。

根据我们的经验，当孩子的行为或习惯出问题时，第一个要检讨的是我们自己。如果我们不如意的时候，都愁眉苦脸，用发牢骚的态度来面对，那么孩子在不如意的时候，也很容易模仿我们，用发牢骚的态度来面对。我们不喜欢孩子抱怨，所以有时候会教训孩子要感恩，不可老是抱怨，但是我们常会发现，其实自己也很爱抱怨，真是很惭愧。我们深深体会到，父母必须先学会感恩，孩子才能学会感恩，身教确实比言教有影响力。

作息时间被打乱怎么办？

外出或有亲友来访时，宝宝的作息时间很容易被打乱。基本上喂奶时间是固定的，即使外出也可以事先想好要在哪里喂奶，若是喂配方奶，可以事先备好奶粉和热开水。如果白天小睡时间受到干扰，只好到下一次"吃—玩—睡"时再调整回来。如果出门回来时，宝宝在婴儿车里睡着了，而这时正是宝宝该睡觉的时间，就可以直接送宝宝上床睡觉。

有了固定的作息时间后，即使偶尔被打乱，也可以很容易调整回来。其实宝宝也不喜欢作息时间被打乱，当作息恢复正常时，宝宝也会松一口气。

儿童房的安排

我们家有两间儿童房，只有两个孩子时很简单，一人一间。老三来了之后，需要单独睡一间，这样比较容易训练睡过夜和白天的小睡，这时我们就训练两个姐姐睡一间。

我说"训练"是因为两个小女孩刚开始太兴奋，尤其是妹妹，常会下床跟姐姐玩，令我们十分头痛。后来我们用家具隔开两姐妹的空间，让她们躺在床上时彼此看不见对方，加上积极一致的训练和管教，两姐妹终于可以克服好奇心，上床后就乖乖睡觉。

老四来我们家时，老三还不到1岁半，但婴儿床必须给弟弟睡，我们就训练老三睡儿童单人床，而且跟两个姐姐睡同一个房间。刚开始老三也有好奇心过重的问题，老是下床玩玩具，但经过训练和管教之后，也能在上床后乖乖睡觉。

根据我们的经验，训练宝宝建立固定作息和睡过夜时，让宝宝单独睡一个房间很重要，可以避免许多不必要的干扰。

建立固定作息的摘要分享

一、从出生第一天起，就要开始训练宝宝适应固定的作息。固定的作息会带给宝宝安全感，父母也能预知宝宝的行为。

二、建立固定的作息，每4个小时一次"吃—玩—睡"的循环。

三、如果哭有助于孩子的正常发育，有助于训练孩子，那么真正爱孩子的父母，就必须愿意听孩子哭、让孩子哭。

四、大人的态度和做法是建立宝宝固定作息成败的关键。

第五章
让宝宝一觉到天亮

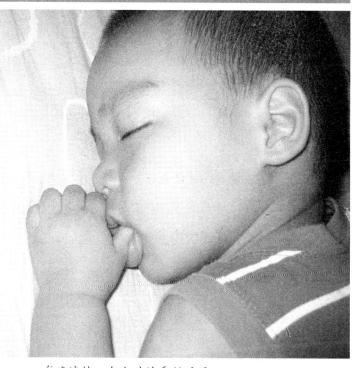

每晚连续12个小时的香甜睡眠

在忙碌的一天结束后，能够上床睡个好觉，是一件幸福的事。而宝宝可以一觉到天亮，爸爸妈妈也可以一觉到天亮，更是一件幸福的事！

"需要"和"想要"

在所有的人当中,新生儿可以说是最无助的,他完全无法用言语表达,也没有任何行动的能力。他完全无法照顾自己,需要百分之百依赖他人的照顾。而他唯一能表达的方式,大概就是哭了。

宝宝哭,不外乎表达两个意思:第一个是表达他的"需要"——身体的需要、情感的需要。宝宝需要吃,需要喝,需要睡,需要大小便,需要换尿布,需要打嗝,需要肢体的接触和爱抚,需要情感的关爱与互动等。

第二个是表达他的"想要",宝宝会想要什么呢?大概就是父母的注意、拥抱、爱护和安慰等。

因为宝宝无法照顾自己,他能不能活下去完全要依赖父母的照顾,所以父母必须满足宝宝一切的需要,包括身心的各个方面。很多人误以为百岁医师育儿法不鼓励抱宝宝,这真是天大的误解。做父母的必须尽力去满足宝宝所有的"需要",包括在适当的时刻好好去抱宝宝,满足他的情感需求,但是宝宝"想要"的,如果对他有害无益,我们就不应该给他。

父母必须懂得分辨宝宝的"想要"和"需要",才能做出对宝宝有益的、明智的决定,也才不会有不该有的负罪感。如果宝宝清醒的时候，你不好好陪他，满足他情感上的需要，那么等到送他上床时，看见他哭得厉害，你就会有罪恶感，因为知道自己没有在情感上满足宝宝的需要。可是如果你在宝宝清醒时，在身心上彻底满足他的需要，你就不会因为宝宝哭着不想睡，却必须送他上床而有罪恶感。

训练宝宝晚上连续睡8个小时

建立固定的作息时间后，就可以训练宝宝一觉到天亮。我们家老大是出生离开医院后隔天到我们家，当时才11天大，老二是5周大到我们家，老三和老四都是5个月大到我们家，四个孩子来我们家之前，白天大多每4个小时喝一次奶，而且半夜会起来喝奶。

我们带宝宝回家后，白天先固定每4个小时喂一次奶，然后晚上直接训练宝宝一觉到天亮。我们的做法是，每天晚上喂完最后一餐后（晚上10点或11点那餐，也就是第五餐），不再陪宝宝玩，确定宝宝已经拍好嗝、换上干净的尿布后，就直接送他上床。

宝宝如果一上床就哭，我们不会马上抱他，因为他只是"想要"继续跟我们在一起，但此时他"需要"的是好好睡一觉。

我们会尽力去满足宝宝身心上所有的需要，而且是在适当的时刻去满足。如果宝宝一上床就哭，我们会在房间外静观其变，不会立刻哄他，好训练他知道这是睡觉的时候，不是抱抱的时候。这样做是在帮助他，对他有好处，并不是冷落他。宝宝也许不喜欢，但此刻他应该做的，就是睡觉。

在宝宝刚来时，因为对宝宝还不了解，如果宝宝半夜哭了，我们会在房门外探看，或是进去检查是不是大便了。如果是，我们会迅速换好尿布就出来；如果不是，而且一次两次进去检查都没事，大致上就认为不会有事，孩子只是还在适应作息。

总之，我们是用一种就事论事的态度进去解决问题，不会在这个时候去哄他、逗他或抱他，我们会尽力保护和尊重宝宝的睡眠时间。

不过宝宝在生病不舒服时，特别需要父母的安慰，这是非常时期，不能完全按照平常的做法。把宝宝放上床后，如果他因为不舒服（比如鼻塞不能呼吸）而一直哭闹得厉害，我们有时会把宝宝抱起来安慰他，坐在一张舒服的椅子上静静地抱着他、安抚他。如果干掉的鼻涕塞住宝宝的鼻子，我会用热毛巾帮他清理干净。

在训练宝宝睡过夜的阶段，我们半夜几乎都不进宝宝的房间，顶多在门外听一会儿。我们家老大个性活泼好动，在11天大时训练1天就可以睡过夜；老二脾气倔强，在满5周时训练6天可以睡过夜；老三性情温和，在5个月大时训练1天就可以睡过夜；老四很爱哭，对身体的不适十分敏感，但是5个月大带回家时，已经可以睡过夜了。

能够睡过夜的宝宝，因为睡眠充足，可以促进生长发育，而且醒来后心情通常很好，会自己在床上玩，不会哭闹。

经验谈： **训练11天大的老大一觉到天亮**

我们接老大回家那天晚上，8点钟她在孤儿院喝过奶，9点多我们抵达时她正在睡觉，后来跟我们坐车回家一路上也都在睡觉。

凌晨1点多我们抵达家门，距离宝宝上次喝奶已经3个多小时，于是2点以前再喂她喝一次奶，帮她拍嗝，换上干净的尿布，然后送她上床。清晨5点时，她哭了，我们没有做什么，就让她哭。15分钟后，她又睡着了。

到了第二天早上7点，她醒来了，我们就喂她喝奶（当时我们的喂奶时间是早上7点、11点，下午3点，晚上7点、11点）。接下来每隔4个小时喂一次奶，喂完后陪她玩大约半小时，换好干净尿布后，就送她上床小睡。

晚上11点喂完最后一次奶，拍过嗝，换上干净的尿布，把宝宝送上床后，她断断续续哭了一阵子。我们确定她没有异常，就没有进去抱她起来或哄她，后来她就一觉睡到天亮，半夜没有醒来。我们很惊讶，也很兴奋，刚出院11天的新生儿就可以训练睡过夜，而且已经会自己转头换边睡。我们第一次训练宝宝睡过夜竟然这么顺利！

第三天白天也是按照时间表作息，晚上11点喂完最后一次奶后，我们陪她玩了很久（这是错误示范），结果她上床后哭了好一阵子才睡，但半夜没有醒来。

第四天早上7点该喂第一次奶时，宝宝还没醒，我们就叫宝宝起床。再经过一天的按照时间表作息，晚上最后一餐喂完送宝宝上床后，她没哭，立刻睡着了，也是一觉到天亮。自此，宝宝每天晚上上床后就不再哭闹，而且可以连续睡8个小时。

经验谈： **训练5周大的老二一觉到天亮**

我们训练老二睡过夜的过程吃了不少苦头。老二的个性非常倔强，训练她做任何事情都需要花较长的时间。我们带老二回家后，是用主卧室隔壁的小房间做婴儿房，结果训练她睡过夜那几天晚上，我们几乎都不能成眠。光那几天晚上的疲累就让我们耗尽精力，大概一两个月后才恢复元气，而且那段时间，常在半夜以为听到宝宝哭，可是起来查看却发现宝宝睡得很熟，真叫人哭笑不得。

第一天晚上，她睡了2个小时后，突然哭了20分钟；哭完睡了2个小时后，又哭了25分钟；这次哭完睡了15分钟后，接下来又哭了好一阵子。因为才刚带宝宝回家，对宝宝的状况还不了解，刚开始几次宝宝哭时，我们会去确定一下有没有问题，是不是大便了，但不会抱她起来或哄她。有几次我担心宝宝是不是生病了，但先生总是安慰我说，听到她哭就至少知道她没事。那一夜我们当然无法安眠。

第二天晚上，宝宝一觉到天亮，5点45分喂奶。

第三天晚上，宝宝一觉到天亮，5点45分喂奶。

第四天晚上，宝宝一觉到天亮，5点30分喂奶。

第五天晚上，宝宝从凌晨4点30分断断续续哭到5点30分，5点30分喂奶。

第六天晚上，宝宝从凌晨3点15分断断续续哭到5点，5点喂奶。

第七天以后，她可以稳定地睡过夜了，每晚连续睡8个小时。我们终于松了一口气，但她偶尔会半夜短暂啼哭把我们吵醒（后来才知道有些宝宝容易夜半惊啼，你去看他会发现他其实仍在熟睡），我们只好把婴儿房改到离主卧室较远的房间，这样就不容易互相干扰，宝宝和父母都可以天天一觉到天亮。

省略第五餐（晚上连续睡12个小时）

当宝宝可以适应白天每4个小时喝一次奶，一天喝五次，晚上连续睡8个小时之后，下一步就可以准备省略第五餐（也就是最后一餐不喂），改成一天只喂四餐。不用担心少喂一餐会让宝宝吃不饱，人体的适应力很强，少吃一餐后，宝宝每次的喝奶量会自然增加，并不太会影响到总奶量。

我们的做法是，观察宝宝到了最后一次的喂奶时间是不是仍然在熟睡。白天到了喂奶时间，如果宝宝还在睡觉，我们会把他叫醒，让他起来喝奶。可是当你准备帮宝宝省略第五餐的时候，如果到了最后一餐喂奶时间，宝宝还在睡觉，就不必刻意叫醒宝宝起来喝奶，让他自然地连续睡12个小时。

简单地说，如果宝宝持续睡过第五餐的时间，没有在这个时段醒来，就可以让他自然地省略这一餐。所以什么时候可以省略第五餐的喂奶，是由宝宝自己决定；父母需要做的，就是仔细观察和记录，等时机一到，就可以执行。

我们家老大5周大时，有一次第五餐的喂奶时间到了，她还是继续熟睡，我们就没有叫醒她，结果她从晚上6点多睡到第二天早上6点多，中间既没有醒来也没有哭。连续三天都这样之后，从此每天晚上都连续睡12个小时，就这样，我们很自然地省略了第五餐。

游戏床：可游戏又可当床

外宿没有婴儿床可使用时，若是可能，可以携带游戏床充当婴儿床，这对宝宝的睡眠大有帮助。游戏床在我们家是必需品，虽然不见得常常使用，但真正需要用到时，真的可以派上大用场。像我们过年都会回娘家住好几个晚上，出发前几天先把收纳好的游戏床寄回去，到时候宝宝就有个舒适、不受干扰的婴儿床可以睡。

游戏床的另一个妙用是，训练宝宝每天有一小段时间自己玩，不需要人陪。宝宝很需要大人的关注和陪伴，但也需要能够独处。只要在游戏床内放几样宝宝喜欢的玩具，通常他就可以在里面安静地玩一阵子。有时父母在忙，不方便陪宝宝玩，可以在旁边摆个游戏床，让宝宝在游戏床内玩的时候，也看得见父母。

刚开始把宝宝放进游戏床，要训练他自己玩的时候，宝宝通常都会用哭来抗议，不肯自己玩。如果父母相信，训练宝宝自己玩的能力很重要，就要坚持，不要立刻让步，也不要一直走过去哄他。百岁医师在她的著作中提到一个很重要的观点，她说，孩子只要没有观众，就不会一直演戏（哭闹）。有智慧的父母不会毫无选择地当孩子的观众，当孩子没有了观众，自讨没趣，就会停止用哭闹的手段来得到他想要的东西。

这和美国儿童心理学家杜布森博士的观点不谋而合。在他的《勇于管教》一书中，杜布森博士举过一个例子。

他说有个小孩子，某天晚上因为不高兴，就躺在客厅的地板上大发脾气，他又吼又叫，用头去撞地毯，拳打脚踢。爸妈看了很生气，却不知所措，就没有立刻采取任何行动，继续一言不发地看着报纸。

孩子看见爸妈没有反应，就暂停演戏，从地上起来察看爸妈在做什么。接着，他又躺回地上，重演一遍刚才的闹剧，但是爸妈还是没有反应，而且还彼此心照不宣地看了一眼对方，很好奇这场戏要演多久。

闹了一阵之后，孩子再次暂停演戏，走到妈妈那里，摇摇她的手，然后第三次躺在地上哭闹，但是爸妈还是不理他。

这时，孩子觉得没有观众的演戏实在无趣，就站起来拍拍屁股，不闹了。从此之后，他也不再乱发脾气了。

杜布森博士说，其实那是他自己的经历，他就是那个小无赖。他说，没有观众的表演一点儿也不好玩！

父母运用智慧训练孩子听话，会创造双赢的局面，父母和孩子都会因为能够互相尊重而更加开心。

一觉到天亮的宝宝可以多包一块尿布

当我们的宝宝晚上可以连续睡8个小时或12个小时之后，因为中间不换尿布，很容易因为尿布吸收不了过量的水分而弄湿衣服。后来我们发现每晚睡前给宝宝包两块尿布，甚至包两块大一号的尿布，就可以避免衣服弄湿的情况。

向尿布疹说再见

我们家老大在6个月大时换较大婴儿奶粉，结果肠胃不适应，拉肚子，起了严重的尿布疹。我们听从医嘱改用清水湿巾，同时也擦药膏，但仍不见效果。看着宝宝不舒服，真是令人心疼。

后来我们决定，宝宝每次大便后，都把她抱到浴室用清水冲洗屁股，然后仔细擦干。没想到几天之后，尿布疹就渐渐好了。从此我们就延续这个做法，老大再也没有长过尿布疹。

后面三个孩子我们也这样做。等宝宝会站以后，就尽可能在宝宝大便后，带到浴室用清水冲洗屁股，有时大便比较脏臭，就用温和的天然手工皂清洗一下屁股。我们家老三有一次，老四也有一次，大便留在尿布上太久我们没有察觉，结果长了尿布疹。但是大便后用清水冲洗屁股的做法，让尿布疹很快就痊愈了。我很高兴我们家的宝宝可以远离尿布疹的折磨。

百岁医师说，当宝宝的尿布湿了或是大便在尿布上，如果没有马上换，并不会导致包尿布的部位红肿，除非是宝宝对某样食物过敏，或是对尿布中的某种清洁成分过敏。若是这种情况，即使经常换尿布，也还是会长尿布疹。这样说来，尿布疹不见得是因为尿布换得不够频繁或是大便在尿布上停留太久，而是过敏反应导致尿液和粪便对皮肤产生刺激，进而引起感染。

最好不要在宝宝的屁股上擦任何东西，比如爽身粉、婴儿乳液、婴儿油等，有东西残留在皮肤上并不好，最好是用清水清洗包尿布的部位。

帮宝宝洗澡，酵素沐浴剂好用又省事

帮新生儿洗澡时，可以在小澡盆上放一个网架，让宝宝趴着洗澡，会比较有安全感。

当我们还是新手父母时，有人建议我们使用天然的酵素沐浴剂给宝宝洗澡。这种酵素沐浴剂是粉末状的，放一些在温水中，可以给宝宝洗头洗澡，洗好后不需要另外再冲水洗净，非常方便，而且宝宝洗完澡后很香很干净。我们一试便成了它的忠实主顾，甚至到孩子很大了，还会在泡澡的时候使用。

照顾宝宝不容易，很多事都要顾及，如果能把一些事情简化，可以让父母不至于忙得晕头转向。

宝宝的身体应该保持干爽

很多父母或长辈担心孩子会着凉，不知不觉就给孩子穿了太多衣服，结果孩子的皮肤总是黏黏的，不太舒服，甚至影响到情绪和睡眠。我们会留意不给宝宝穿太多衣服以至于流汗，以保持身体干爽为原则，这样宝宝会比较舒服。

宝宝该穿多少衣服呢？百岁医师说，给宝宝穿衣服时，有一个大致的原则，那就是比妈妈自己穿得少一点。大人很容易给孩子穿太多衣服，尤其是家里有长辈在，年纪较大的人似乎都认为，宝宝应该穿很多衣服。宝宝若流汗，就是太热了，就不会很开心。太热的宝宝或是衣服穿太多的宝宝，就像是生病一样。

想知道宝宝是不是太热，可以摸他脖子后面，如果流汗或有点黏黏的，就是太热。想知道宝宝是不是太冷，可以摸他的手脚，如果是温的，那他就不会冷；如果手脚冰凉，那就是太冷。

在酷热的夏天，我们家宝宝的房间温度大约设定在25℃，不盖被子（反正盖了也会踢掉）。我们家老大很怕热，所以房间的温度设定会再低1~2℃。我们家老三是男生，在他5个月大时，我们去收养机构接他回家，当时照顾他的保姆说，这个宝宝经常满身汗味，不太好闻。带他回家后，我们确实注意到他的汗味很重，跟两个又香又好闻的小姐姐很不一样。我猜他可能比较怕热，但在收养机构时穿得比较多，所以整天都很热，结果就满身大汗。

一开始我不敢马上把他房间的温度调太低，怕他一下子无法适应，会着凉。但是慢慢地，我把温度越调越低，他的身体渐渐可以保持干爽了，然后我发现，他也变成了一个又香又好闻的宝宝。我们家老四也跟哥哥有一样的情形，从刚开始满身汗味、不太好闻，后来也变成又香又好闻的宝宝，让我总是忍不住亲个不停。

婴儿冬天睡觉如何保暖？

我们家的孩子，在训练他们自己上厕所之前（大约3岁之前），冬天晚上睡觉都是穿婴儿睡衣（sleepers），这是一种厚的铺棉连体连脚兔装，非常保暖。里面只要穿件长袖衣，外面穿婴儿睡衣，再套件温暖的背心，这样冬天晚上睡觉就足够保暖，有时甚至不用盖被子。

这种衣服最好买拉链型的，从脖子下面一直到脚踝，穿脱比较方便。买的时候挑布料厚一点的会比较保暖。

穿婴儿睡衣睡觉时，宝宝的手脚仍可以自由活动，是很舒服的保暖方式。我们家的孩子都穿到2岁多，直到会自己上厕所了才不穿，因为穿着婴儿睡衣要上厕所很困难。

冬天寒流来时，如果气温低于18℃，我们还会额外使用叶片式电暖炉，但不会开得太高，只开600瓦，就能保持房间内的温暖，除非卧室很大，那就要开强一点。我们会设定多次开关的时间，比如开3个小时后关1个小时，然后再开3个小时，以此类推直到早上。如果是15℃以下的低温，就会整夜开着电暖炉，虽然只开600瓦，但还是可以使整个房间温暖起来。

其实五六岁的孩子，也还是很容易踢被子，所以在寒冬时，我会尽量让孩子穿暖一点上床，并且适度使用电暖炉。最近我心血来潮，把家里多余的几条毯子缝成睡袋，我发现给孩子睡睡袋也是不错的做法。

让宝宝一觉到天亮的摘要分享

一、宝宝带回家后，就可以开始训练他晚上连续睡8个小时，半夜不喂奶，一天喂五次奶。

二、宝宝如果在第五餐的时间没有醒来，这时就可以省略第五餐，训练宝宝晚上连续睡12个小时。

三、充足的睡眠是保持健康的关键，训练宝宝睡过夜是在帮助他，对他有好处。

四、与家人充分沟通育儿理念，一起来训练宝宝睡过夜。

第六章

自己做食物泥

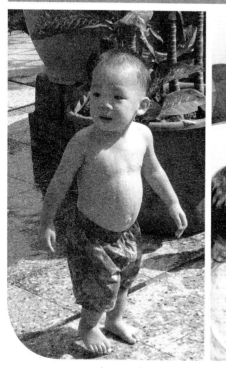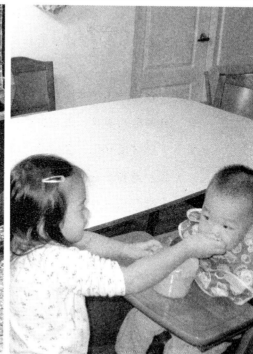

自己做食物泥给孩子吃，孩子长得结实强壮

我常觉得自己像是一个"食物泥加工厂"：一人包办买菜、洗菜、切菜、煮菜，脑中不停地计算分量，用量杯把煮好的各样食材分装在大大小小的容器中冷冻起来，洗一堆永远也洗不完的容器，天天把各样食材混合搅拌，打成一杯杯的绿色食物泥。虽然经常忙得晕头转向，我却乐此不疲，因为自己用心做出来的食物泥营养卫生、便宜又好吃，宝宝长得结实强壮，那种成就感难以形容。尤其是我们家每个宝宝都对这种食物泥非常捧场，有时每吃一口就发出"嗯！"的声音来表示他的愉悦和享受，一口接一口，仿佛在品尝人间美味。

自制食物泥营养又健康

食物泥的营养价值远高于用大骨熬汤煮成的白米稀饭，这是显而易见的事实。白米本身的营养比较单一，主要是补充热量，但采用天然丰富食材做成的食物泥，淀粉、蛋白质、维生素和膳食纤维的比例均衡，营养价值非常高。光把食物切碎或捣碎还不够，因为宝宝的牙齿尚未长齐，咀嚼不完全，肠胃就无法消化和吸收，会将食物原封不动地排泄出来。因此，给宝宝吃的食物一定要打成泥，食物泥分子小、好吸收，宝宝也爱吃。

做食物泥的设备

一、调理机：必须能够把食材打成口感柔顺的食物泥。我们打坏过两台调理机，后来狠下心买了有机食品店打营养汤的那种调理机（Vita-Mix），打出来的效果令我们非常满意。我们自己早上也会打果蔬汁来喝，连花生酱都是自己打的呢。

二、橡皮刮刀：用来把调理机内的食物泥刮干净，可在烘焙店或超市买到，最好买耐高温的刮刀。

三、制冰盒：挑容量大一点的制冰盒，我用的制冰盒每格大约30毫升（2大匙），共16格。

四、贮存食材的保鲜盒：挑选可密封、可加热、可冷冻的容器。在不同的阶段我会用到不同容量的保鲜盒，比较常用的有300毫升的和500毫升的，我家的厨柜堆满了保鲜盒。

五、量杯和量匙：1杯是250毫升，1大匙是15毫升，1小匙是5毫升。

不可使用的食材

婴儿食物泥必须使用天然食材制作，不可添加人工调味料，如盐、糖、酱油、味精等，也不可用油烹煮，不可用肥肉，不可放加工过的食品或乳制品，因为这些都是婴儿不易消化的东西。

经验谈： 使用不当食材

有一年感恩节我做了火鸡大餐，吃完后剩下很多火鸡肉，我想火鸡肉和鸡肉差不多，就拿来代替鸡胸肉打食物泥，没想到老三吃完后，半夜却吐了。我带他去看我们熟悉信任的小儿科医师，她说应该是消化不良。

我本来想，食物泥的食材都是固定的，不会有问题啊。后来才想起我煮火鸡时加了奶油。奶油对婴儿来说是很难消化的东西，既是脂肪，又是乳制品。我们家老三出生时有先天幽门狭窄的问题，曾经做手术矫正过。这样的孩子肠胃本来就比较弱，难怪吃了奶油之后，食物积在胃里不消化，到了半夜就吐了出来，还好后来不吃就没事了。给婴儿吃的食物真的要小心挑选。

常用的食物泥食材

我以前都是在市场买菜，会挑选新鲜的食材，除了鸡蛋是买无抗生素和激素的以外，并没有刻意买有机的食材来做食物泥。但如今，我们家全面改吃有机蔬果和来源安全的鱼肉蛋已经有两年了，如果重来一遍，我会挑选没有使用农药、化肥栽种的蔬果，以及没有激素和抗生素的鱼肉蛋，豆类也会挑选非转基因的。

◎**淀粉类：胚芽米、糙米、甘薯、马铃薯**

白米是精制谷类，营养价值低，缺乏膳食纤维；糙米是非精制谷类，富含膳食纤维、维生素和矿物质，能够促进肠胃蠕动。不过刚开始我怕宝宝的肠胃尚无法适应糙米，所以都是先用胚芽米（不掺白米），等宝宝适应后再改用糙米。当宝宝吃胚芽米或糙米都没问题后，我会开始加入甘薯、马铃薯或南瓜（轮流使用，一次使用一种）。甘薯可以增加甜度，相对地就可以减少香蕉的使用量。

◎**蛋白质类：鸡蛋、鸡胸肉（或任何瘦肉）、米豆、黑豆**

动物性蛋白质食材，我都是用不含激素和抗生素的鸡胸肉和鸡蛋。也可以用其他肉类，但要用瘦肉。也可以用鱼，但我很少用，因为味道比较腥。

植物性蛋白质食材，我都是用米豆（black-eyed peas），因为米豆的蛋白质含量丰富，非转基因的米豆可在有机食品店买到。如果买不到米豆，有机黑豆也是不错的选择。

◎**蔬菜类：卷心菜、胡萝卜、花椰菜、上海青（钙质含量丰富）、甘薯叶（可帮助排便）、其他绿叶菜**

我清洗蔬果的方式是，取大容器装过滤水，加入天然成分的蔬果洗洁剂（可去除蔬果上的脂溶性农药残留物、果蜡和有害化学物质），把蔬果放在水中浸泡5~10分钟后，把水倒掉，再用干净的过滤水浸泡20分钟（叶菜只泡10分钟）后沥干。

若是使用有机蔬果，因为没有残留农药的疑虑，加上还会再煮，我就只用过滤水浸泡10分钟，清洗干净即可。

◎**水果类：香蕉、苹果**

我都是用熟香蕉，有时也会加点苹果，重点是要甜。

食材由简入繁

刚开始先使用几样基本的食材就好，不要做得太复杂，让味道简单一点。淀粉、蛋白质、蔬菜、水果这四类食材中，先各自选用一种就好（蔬菜较易消化，可用两种），等宝宝适应后再慢慢添加其他食材。

曾有一位妈妈来信说，宝宝排便过于频繁（不是拉肚子），而且体重一直没有明显的增加。经过来回多次仔细的询问，发现她食材使用的种类太多，而且有许多是富含膳食纤维的食物，才导致宝宝不断地排便。

变换食材是好的，但每一类食材选一两种就好，添加新的食材应该循序渐进。

烹煮食物泥的锅具

用不锈钢锅烹煮食物不会产生毒素，为了健康考虑，早在有孩子之前，我们就已经把家中的锅具全部换成厚重密实的不锈钢平底锅。

如何烹煮单样食材？

◎蔬菜类

1. 在锅中放少量过滤水（大约2厘米深），先放根茎类蔬菜，水开后煮3分钟，然后放叶菜，再煮2分钟。根茎类蔬菜可切片，熟得比较快；叶菜类焖熟即可，不要煮得太烂。

2. 煮好的蔬菜稍微放凉后，和锅中煮菜的水一起倒入调理机打成泥，如果太稠可再加饮用水（我都是用过滤后的冷水）。蔬菜泥放凉后，分装在小容器中冷冻贮存。

经验谈：错误示范

有一次在蔬菜煮好后，我直接把它们打成泥，没有放凉就倒进了制冰盒。我完全没有想到制冰盒并不是耐热的器皿，这么热的蔬菜泥倒进去，塑料都变形了，更糟糕的是可能会产生毒素。我发现之后很懊恼，做婴儿食物泥真的需要很小心，也需要动点脑筋。

◎淀粉类

胚芽米或糙米：将胚芽米或糙米用过滤水快速洗两遍，加一杯半的过滤水煮熟。可以用电饭煲，我一般用不锈钢平底锅在燃气灶上煮。饭煮好放凉后，不必打成泥，直接等量分装在小容器中冷冻贮存。如果把饭加水打成泥冷冻，会变得很硬，很难解冻。

甘薯、马铃薯、南瓜：若是选用无农药种植的根茎类蔬菜，表皮刷净后，可以连皮切大块，然后煮熟、蒸熟或烤熟。放凉后，不必打成泥，可压碎也可不压碎，等量分装在小容器中冷冻贮存。

◎动物性蛋白质：肉蛋类

蛋：1岁以下的婴儿，大多还无法消化蛋白，只能吃蛋黄。我有时是用水煮蛋，把蛋白剥掉，只用蛋黄（剥掉的蛋白可以吃，不会浪费）。有时我直接取生蛋黄，加等量的过滤水搅拌均匀后，蒸熟或煮熟（蛋白可留下做菜）。如果一次煮多颗蛋黄，放凉后可等量分装在小容器中冷冻贮存。

鸡胸肉：先把鸡胸肉洗净。我的做法是，拿一只不锈钢平底锅，预热后，将鸡胸肉一片片放入锅中铺平干爆，盖上锅盖煮大约3分钟。开锅盖，将鸡肉翻面，再盖上锅盖煮3分钟。因为鸡肉加热后会流出一些水来，所以不必加水就有足够的水分将鸡肉煮熟。等鸡肉全部变成白色后，熄火，盖上锅盖焖3分钟，然后就可以将鸡肉盛起。

鸡肉也可以用水煮的方式，水开之后，放入鸡肉，煮到全部变成白色，熄火焖几分钟后盛起，这样煮出来的鸡肉很嫩，煮太久肉会变老。

煮熟的鸡肉放凉后，不必打成泥，用料理用的剪刀剪成小块，再等量分装在小容器中冷冻贮存。

◎植物性蛋白质：豆类

煮豆子要注意两件事，宝宝吃了才不会胀气。第一，生豆子要先在过滤水中浸泡，可以泡过夜或至少泡4小时。水量要够多，约材料的五六倍，这样可以去除抑芽素，豆子也才能完全膨胀。豆子泡水膨胀后，将水倒掉，用过滤水清洗两遍，沥干，然后一一挑出变色或变质的豆子。米豆浸泡脱落的外皮也可以使用。

将米豆放进锅里，加过滤水，水要没过豆子至少2厘米。水开之后会出现许多泡沫，一定要将泡沫捞出，这是避免胀气的第二个步骤。我通常会用小火开锅盖煮10分钟，然后放进焖烧锅中放至少1个小时再使用。以前没有焖烧锅时，我大概是小火煮20分钟后，再盖上锅盖焖一两个小时。

米豆煮好放凉后，不必打成泥，等量分装在小容器中冷冻贮存。刚开始用量不多时，我会把米豆放在制冰盒中冷冻，一次使用一个冰块的量。

◎水果类

在食物泥中加水果，主要是为了增加甜味，水果可以用生的，也可以用煮过的。我一般用生的水果，没有煮过，但是喂宝宝吃之前，会事先加热。水果若是高温煮过，其中所含的酵素活性会遭到破坏，但其他的营养仍在。

我用的水果以熟香蕉为主，香蕉一定要够熟，才会够甜，这样做出来的食物泥，宝宝才会爱吃。使用香蕉前，尝尝看甜不甜，夏天大约放一两天就会甜，冬天则要四五天，寒流来时甚至要一个星期。应该事先计划好什么时候需要香蕉，提前买回来，免得等到要用时才发现香蕉不够甜，结果做出来的食物泥宝宝不肯吃。

如果宝宝容易软便，不能吃太多香蕉，就可以减量，另外加些苹果。不过苹果比较酸，尚未适应食物泥的宝宝可能不爱吃。我每次开始给宝宝尝试食物泥时，都只用熟香蕉来调味。

食物泥中各种营养的比例

百岁医师在她的著作中，曾这样举例说明5个月大的宝宝吃的食物泥的内容和比例：

早餐　　3大匙米精

　　　　　1颗蛋黄、少许瘦肉

　　　　　香蕉和苹果泥

午餐　　2大匙米精或马铃薯泥

　　　　　3大匙蔬菜

　　　　　2大匙肉

　　　　　煮过的水果2大匙

　　　　　生水果：1根香蕉/240毫升的奶

晚餐　　比例同午餐

从上述例子看来，早餐似乎不需要加蔬菜。但我每天三餐的食物泥，是一次打好，分成三份，所以每一餐都有蔬菜。有些妈妈觉得宝宝早餐如果吃蔬菜泥，排便次数会增加。我想这大概是因为蔬菜中有膳食纤维，多吃蔬菜确实会增加排便次数，但只要不是拉肚子，而且蔬菜中的纤维不要过多，应该没有关系。我认为，除非习惯每餐现打食物泥，否则不必刻意为了避免在早餐的食物泥中加蔬菜，从而导致妈妈的工作量和压力增加。

从上述例子可以推算出，食物泥中淀粉、蛋白质和蔬菜的比例大致是等量的。水果的部分，只要够甜即可，因为水果的营养不是那么重要。如果宝宝排便次数过多，蔬菜可以稍微减量。要记住，计算分量时是根据煮熟的食材，而不是生的食材（水果除外）。

熟食材分装后每一盒的分量（以每餐500毫升食物泥计算）

如果我一次准备一周分量的食材，会在食材煮熟放凉后，分装成七盒放进冷冻库贮存。我准备的熟食材，每一盒的容量大致如下：

糙米饭：1杯（250毫升，未打成泥）

甘薯：半杯（未打成泥）

蔬菜泥：1杯（250毫升，已打成泥）

米豆：半杯（125毫升，未打成泥）

鸡胸肉块：100克（未打成泥）

打食物泥的步骤（以每餐500毫升食物泥计算）

食物泥中的各类食材如下：糙米饭、甘薯（淀粉）、米豆、鸡胸肉（蛋白质）、蔬菜泥、1~2根香蕉加100克苹果、500毫升饮用水。

打食物泥时，先放尚未打成泥的食材，如糙米饭、甘薯、米豆、苹果、鸡肉。

把已解冻的饭倒进调理机，如果饭尚未完全解冻，可以蒸一下解冻；放甘薯；放米豆；如果要加苹果，可在此时加入；放鸡肉；放500毫升的饮用水；用高速打成泥，如果太稠打不动，必须再加水，打到柔顺为止（高速使用不宜持续1分钟以上，若需要打更久，可先关掉再重开）。

关掉调理机，这时放入已打成泥的食材以及水果。倒入蔬菜泥，加入2根香蕉（若加了苹果，香蕉只需1根），再以高速搅拌均匀。如果有点打不动，不用再加水，我一般会从上面用橡皮刮刀稍微搅拌一下，但可要小心，别一时大意，松手让刮刀掉下去。（有一次我就发生了这样的惨剧，不仅自己差点被调理机发出的巨响吓昏，而且一把耐高温、要价450元的刮刀就这样毁了，真是心疼得不得了。当然那三份食物泥也不能用了，因为里面有橡皮碎片，清不干净。）

这样打出来的食物泥，大约有1500毫升，分成三份冷藏，供接下来的三餐使用。分量若是太多或不足，可以自行调整，不必拘泥于这里建议的数字。

食物泥的浓稠度

我喜欢把食物泥打稠一点，打到最后，食物泥在调理机内的搅拌速度变慢，几乎有点搅不动，但是已经打得十分柔顺，这样的食物泥口感比较稠，有点像在吃慕斯甜点。

稠一点的食物泥比较好喂，用汤匙舀起来时，不容易滴得到处都是，内容也比较实在。如果怕宝宝口渴，可以另外给宝宝喝水。

口感浓稠的食物泥对宝宝也是一个挑战和学习，这是从喝奶到吃正常食物的一个过渡时期。

多久准备一次食材和打一次食物泥？

每个妈妈每天能花多少时间准备食物泥都不一样，以下提供三种方式，妈妈可自行选择比较适合自己时间表的做法。

◎第一种方式：一天只准备一种食材，每天搅拌一天分量的食物泥（适合需要上班的妈妈）

我要照顾四个孩子，要料理三餐，还要抽空做翻译工作，所以无法每天花太多时间准备食物泥。经过六年的实践经验，我现在采用的这套方法应该很适合需要上班的妈妈。我家老三2岁时，老四1岁，两兄弟都在吃食物泥，需要做双份的食物泥，有点像在带双胞胎。

我大概每天煮一种食材，一次煮一周的分量，比如星期一煮饭，星期二煮米豆，星期三煮蔬菜，星期四煮鸡肉，星期五煮甘薯，煮好放凉后分装在小容器中冷冻贮存。香蕉也可以一周买一次，熟了之后全部打成泥，分装在小容器中冷冻贮存。

第一次准备食材时，全部的食材都必须备下，但分量不同，然后每一天会有不同的食材用完，哪种食材用完，当天或前一天就再做一周的分量。比如星期一准备一周的饭、六天的米豆、五天的蔬菜泥、四天的鸡肉、三天的甘薯、两天的香蕉泥。这样的话，星期三香蕉泥会用完，用完那天就再打一周的香蕉泥，以后每个星期三都固定打一周的香蕉泥；星期四会用完甘薯，用完那天就煮一周的甘薯，以后每个星期四都固定煮一周的甘薯；星期五会用完鸡肉，用完那天就煮一周的鸡肉，以后每个星期五都固定煮一周的鸡肉。以此类推，一天只要预备一种食材即可，对每天抽不出太多时间预备食物泥的妈妈来说，相当方便和省事。

为了不把自己弄得晕头转向，刚开始最好列个表，并且用表格记录哪一天要预备哪一种食材，尤其是香蕉，必须提前几天买好等它变熟变甜，否则临时要用才发现不甜就麻烦了。做到后来我已经驾轻就熟，不太需要在纸上记录，基本上每天从冷冻库拿出食材到冷藏室解冻时，会留意一下哪些食材快要用完。当某样食材用到最后一盒时，就知道明天得再预备一周的分量；有时还剩一两盒，但是刚好有时间，也会提前预备，不是绝对固定哪天预备哪种食材，这是比较有弹性的做法。

时间够的话，有时我会一天准备两种食材，这样就不用天天准备。有时候食材做好后，分量太多或太少，并不是刚好一周的分量，但只要留意什么时候快要用完，第二天再准备即可。这个做法的优点是可以分散工作量，只要不是在一天内预备全部的食材，都会比较省力。

如果家里冰箱的冷冻库不够大，无法贮存一周的食材，可以改成一次准备三四天的分量，就相对不会太占冷冻库的空间。

◎第二种方式：每天现做当天的食物泥（适合天天开伙、买菜方便的妈妈，或是坐月子期间请亲友代劳做食物泥的妈妈）

如果家里开伙，而且开伙使用的食材和食物泥使用的食材差不多，可能会觉得每天现煮食物泥反而方便。将一天分量的食材蒸熟或煮熟，绿叶菜可以等其他食材快熟时，再加进去蒸或煮一两分钟即可，不要一起煮太久，免得煮太烂。将煮熟的食材放进调理机，加入适量的饮用水打成泥，最后再加香蕉调味，然后分成三份冷藏，供当天食用。

有些妈妈在孩子吃食物泥的阶段，因为再度生产，需要坐月子，无法继续做食物泥，感到很烦恼。其实如果有家人或朋友可以帮忙的话，请他们用这种方式做食物泥最简单，就是每天现煮当天的食物泥，而且采用一锅到底的煮法。

简易的做法：在锅中放点水，放切片的瘦肉（熟得比较快）、蛋、蔬菜、甘薯片或马铃薯片等，也就是你习惯使用的食材。食材熟了之后就可以熄火，放凉后再加事先煮熟的饭和熟香蕉打成泥。

如果不方便准备太多不同的食材，简单几样就好，一样会有足够的营养。像干豆需要提前浸泡另外煮，比较麻烦，干脆可以省略，改用新鲜的豆类一起煮。

◎第三种方式：一次做好一周的食物泥（适合每周能空出一整天时间的妈妈）

如果每周可以空出一整天的时间专心做食物泥，而且一次做好一周的分量，就不用每天搅拌一次食物泥，每天要清洗一次调理机和大大小小的容器。有些人会觉得天天重复做这些事很麻烦，我有时候也有同感。

如果想一次做一周的食物泥，可以空出一整天的时间，煮好各样的食材——饭、甘薯、鸡肉、米豆和蔬菜，香蕉要事先买好一周的分量，算好在做食物泥那天会够熟够甜。

接下来按照比例，一次打一天的分量，分成三盒。重复七次，打好后一共有二十一盒，其中三盒放冰箱冷藏室供接下来三餐食用，其他放冷冻库，食用前一天再拿到冷藏室解冻。

我曾有几个月的时间尝试这种做法，虽然不用每天打一次食物泥，不用每天洗很多容器，但做食物泥的那天会很忙很累，无法再做其他的事。仔细衡量之下，还是回到上述第一种做法。如果觉得一次做一周的分量太累，也可以改成一次做三天的分量。总而言之，选择适合自己的方式真的很重要，做妈妈的不要把自己弄得太累，才会有精神和体力享受育儿之乐。

多久买一次香蕉？

目前我是直接用新鲜的熟香蕉打食物泥，而不是事先打成泥放进冷冻库，因为我要做双份的食物泥，冷冻库的空间不太够用。冬天的香蕉不容易熟，我会一次买一周的分量，有时香蕉放一个星期都还不够熟、不够甜呢。夏天因为气温高，香蕉很快就会熟烂，我大概一个礼拜买两三次。

我试过把熟香蕉冷藏，虽然只是一两天的时间，但香蕉的皮会变黑，果肉会变烂，有点恶心。所以暂时用不到的熟香蕉，我会直接打成泥，装在容器中冷冻。

用新鲜的香蕉会比较麻烦，得算好什么时候熟，一周可能要买好几次。如果不想这么麻烦，可以一周只买一次，等香蕉熟了之后全部打成泥，分成七盒放冷冻库比较省事。或者也可以将香蕉去皮，整条冷冻，不过这样做会比较占空间。

外出买生鲜食品要带保冷袋

如果要出门购买生鲜类食品，比如鱼、肉、海鲜、牛奶、豆浆或冷冻食品，可以随身携带保冷袋和冰砖，这样买完之后，就不用急着赶回家放进冰箱，可以气定神闲地去逛街或买别的东西。我买生鲜类食品时，一定会携带保冷袋和冰砖，只要想到从买完菜到回家这段时间，食物会腐坏得多快，我就不会忘记带。

我家里的保冷袋各式各样，大大小小的尺寸，都各有用途。比如出门旅行时，有时需要携带一些冷藏或冷冻食品，这时就需要用到比较大的保冷袋。有时只是出去买一瓶豆浆，或是带一份食物泥外出，这时候小的保冷袋就会派上用场。

总之，出门买菜时，可以随身携带一个保冷袋，以备不时之需。我有时候出门买菜，以为只是出去买点新鲜的蔬果，却临时看到一些需要用到的生鲜食材或冷冻食品，就会因为没带保冷袋而纠结要不要买，或者就是买完立刻赶回家放冰箱。

善用保冷袋有助于维持食材的新鲜和卫生，食材不容易因为温度过高而变质或腐坏。这样你做给全家的三餐或是做给宝宝的食物泥，就可以吃得更加安心。

自己做食物泥的摘要分享

一、自制的食物泥营养丰富均衡，经济实惠，健康又卫生，分子小好吸收，宝宝也爱吃。

二、做食物泥的设备要齐全，工欲善其事，必先利其器。

三、挑选新鲜又安全的食材做食物泥，不添加人工调味料和油脂。

四、选择适合自己时间表的方式来做食物泥。

第七章
喂食物泥

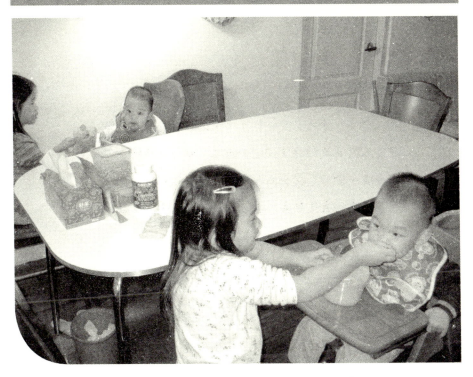

我们家每个宝宝都爱吃食物泥，连姐姐都可以帮忙喂

"哇！你的宝宝一餐可以吃这么多啊！好吃吗？"很多人看见我们的宝宝吃食物泥，都会这样问。"你要不要尝一尝？"我会立刻奉上一口请他们尝尝，没想到很多人真的勇气可嘉，勇于尝试，而且尝过之后，大都觉得很香甜，还挺好吃的呢！

宝宝多大可以开始吃食物泥?

宝宝满3个月后,妈妈要留意宝宝是不是开始流口水了,因为流口水表示肠胃可以消化和吸收一些天然的食物,这时可以开始给宝宝尝试食物泥,并且帮助宝宝学习吞咽,以及学着用汤匙吃东西。刚开始的时候,一次只试1/4小匙,就是一小口的分量。我们家大约是从宝宝三四个月大时开始尝试,爸妈可视宝宝的情况来决定何时开始。

刚开始要在什么时段喂食物泥?

刚开始尝试喂食物泥的阶段,如果每天喂奶次数超过三次,可挑选白天的三次喂奶时间加喂食物泥,不必每餐都喂。

喂食物泥的设备

一、喂食用的保鲜盒:挑选可密封、可加热、可冷冻的容器,容量至少500毫升,材质可选玻璃或不锈钢,以圆形为佳,比较容易用汤匙刮干净。

二、喂食的汤匙:刚开始用小汤匙,不要太浅,适应后可改用较大的汤匙。

三、儿童餐椅:选深一点的座椅,宝宝坐上去后不会东倒西歪。

让孩子坐在儿童餐椅上吃饭很重要，可以帮助孩子吃饭时不乱跑。

四、防水围兜：我用的是美国品牌Bumkins的防水围兜，摸起来又软又薄，材质像塑料布，很容易清洗。这个品牌的防水围兜很好用，而且只要使用后保持清洁和干爽，可以使用很多年。

五、擦嘴用的纱布手帕：将手帕打湿后拧干，如果宝宝吃得满脸都是，可以用手帕帮他擦干净。手帕比较薄比较小，用完后用清水搓干净，拧干后挂起来很快就可以晾干，每隔几天丢进洗衣机洗一次就行了。宝宝刚学吃食物泥时，很容易弄得满脸都是，有时吃一餐得用到两三条手帕或是洗两三次手帕。

喂食物泥的姿势

6个月以下的宝宝如果还不会坐，可以用喂奶瓶的姿势喂食物泥。喂的时候，假设是惯用右手的人，就让宝宝的头靠在我们的左手手臂上，把宝宝的右手夹在我们的右臂下方，用我们的左手肘轻轻按住宝宝的左手，然后左手拿盛食物泥的容器，右手喂食。

等宝宝会坐之后，就把他放在儿童餐椅上喂食物泥，这也可以培养孩子坐在餐椅上吃饭的好习惯。

留意宝宝对食物的反应

每次给宝宝尝试新的、没吃过的食物时，要连续试3天，看看有没有异常反应。如果没有异常反应，3天后可以继续加入另一种食物，再试3天。如果有异常反应，就要先暂停食用会引起异常反应的那种食物，等过一段时间后再重新试试看。

如果宝宝对某样食物一直有异常反应，比如拉肚子、胀气、呕吐、出疹子、哭闹不停等，也许是对那种食物过敏。这个方法特别适合过敏体质的宝宝，因为很容易测出他对什么食物过敏。

食物泥要甜甜温温的

母乳和配方奶都是甜的，所以刚开始喂食物泥时，食物泥要做得够甜，宝宝才肯吃，用熟香蕉调味是最佳的选择。食物泥的温度，大约是冲泡配方奶的温度，太冷或太热都会影响宝宝吃食物泥的意愿。

先喂奶还是先喂食物泥？

喂母乳的婴儿先喂母乳，再喂食物泥，也就是说，喂完母乳后，紧接着就喂食物泥，不用等。喂配方奶的婴儿是先喂食物泥，再喂配方奶，也就是喂完食物泥后，紧接着就喂配方奶。

喂食物泥，怎么开始？

◎百岁医师的建议

3个月大：开始尝试食物泥，每周试一种新的食物，看看宝宝会不会对这种食物过敏。

步骤：

第1周	用1/4匙的婴儿米精，和母乳或配方奶调匀，每天在第二餐、第三餐和第四餐喝奶的时间，喂给宝宝吃。量要逐渐增加，直到可以吃2大匙
第2周	试1/4匙的香蕉泥，加进上周的米糊，一天试三餐，量要逐渐增加，直到香蕉泥可以吃2大匙
第3周	试1/4匙的苹果泥，加进上周的食物泥，一天试三餐，量要逐渐增加，直到苹果泥可以吃2大匙
第4周	试1/4匙的瘦肉泥，加进上周的食物泥，一天试三餐，量要逐渐增加，直到瘦肉泥可以吃2大匙
第5周	试1/4匙的豌豆泥或胡萝卜泥，加进上周的食物泥，一天试三餐，量要逐渐增加，直到蔬菜泥可以吃2大匙

注意事项：

一、把所有的食材加上适量的配方奶，一起打成口感柔顺无颗粒、浓稠度合适的食物泥。

二、先喂宝宝吃食物泥，再喂配方奶。

三、食物泥尝起来要够甜。宝宝喜欢甜的食物，把全部食材混合均匀，宝宝就不会只吃甜的水果泥，不吃肉泥和蔬菜泥。

5个月大：这时已改成一天吃三餐，每餐先喂食物泥，再喂配方奶。

食物泥要按照比例制作，淀粉、蛋白质、蔬菜、水果的比例大致上是等量的。把各种食材混合起来，打成口感柔顺的食物泥。宝宝想吃多少，就给他多少。要鼓励宝宝吃食物泥，但不要强迫。正常的宝宝在吃饭时间，应该会很开心才对。

8个月大：这时应该要断奶，一天三餐全部改吃食物泥，一直吃到至少2岁。食物泥中的各类食材，仍要维持大约等量的比例。

◎我实际的做法

刚开始先让宝宝学会吞咽香蕉泥

在宝宝大约三四个月大时，我们会开始每天三次给宝宝一小口香蕉泥练习吞咽。有些人拿配方奶加婴儿米精调成糊状，用汤匙喂给宝宝吃，我自己试过，总是没办法调到很柔顺的口感，所以我一开始就使用香蕉泥，口感柔顺，而且很甜，宝宝比较容易接受。

刚开始喂必须很有耐心，因为宝宝还不会用汤匙吃东西，也不会吞咽，所以很可能会排斥，甚至有点害怕。我们的经验是，宝宝大多会用舌头把食物顶出来，反应激烈的宝宝则会大哭，甚至反抗。这是一个训练和练习的阶段，做父母的必须很有耐心，如果觉得压力太大，可以休息几天再重新开始。如果还是不行，等几个星期后再重新来过，没必要把自己和宝宝弄得筋疲力尽、关系紧张。

我们家老大3个多月大时开始试喂食物泥，每次喂都会大哭，后来我们就休兵几个星期再重新开始，情况果然改善许多。不过，如今回想，当初刚开始是使用苹果泥，而不是香蕉泥，有可能是因为苹果泥比较酸，宝宝才会那么排斥。后来我改用香蕉泥，宝宝就比较能够接受。

刚开始的阶段因为每次只吃一小口香蕉泥，我会每天准备一根新鲜的熟香蕉，先剥开一小部分，用汤匙刮1/4小匙下来喂给宝宝吃。下一餐再剥开一小部分，以此类推。宝宝学习吞咽期间，我会一直用香蕉泥给他练习，因为香蕉泥最甜，最容易入口。

等宝宝学会吞咽食物泥之后，我们就渐渐增加香蕉泥的分量，从刚开始的一小口，增加到两小口、三小口……等到宝宝可以吃下1大匙的香蕉泥时，我就会用调理机把香蕉打成泥（不加水，打到柔顺的状态），放进制冰盒，冻成一个个冰块。

每天晚上从冷冻库拿出第二天需要的分量，放在冰箱的冷藏室解冻。第二天在喂食前，取出一餐的分量，稍微加热一下，搅拌均匀后喂食。

当宝宝一餐可以吃到两大匙（30毫升）的香蕉泥之后，我们会开始在香蕉泥中加入其他的食材。

加入第一种蔬菜：胡萝卜

接下来我会尝试胡萝卜泥。胡萝卜去皮切片，加少量水煮熟（约3分钟），然后用调理机打成泥（要加足量的水才打得动），制成冰块。

跟上述的香蕉泥一样，每天晚上从冷冻库拿出第二天需要的分量，放在冰箱的冷藏室解冻。第二天在喂食前，取出一餐的分量，和香蕉泥混合，稍微加热一下，搅拌均匀。

我们每次给宝宝尝试新的食物时，都是添加在他已经肯吃的食物泥中。比如他已经可以吃两大匙的香蕉泥后，我们就加入1/4小匙的胡萝卜泥，让宝宝适应新的味道。如果宝宝不喜欢，可以稍微调整一下，比如增加香蕉泥的分量或是减少胡萝卜泥的分量。我们的宝宝如果已经可以吃下2大匙的香蕉泥，那么加入1小匙的胡萝卜泥后，他通常也能够接受。

每次加入一样新食物，可以连续试3天，让宝宝适应味道，也顺便看宝宝能不能消化和吸收，会不会起异常反应。如果有不良的反应，比如明显的拉肚子、胀气、呕吐、出疹子、哭闹不停等，就暂停喂这种食物，改试其他食物，等过一阵子之后再重新试试看。如果试了很多次都不行，也许宝宝就是对那种食物过敏，可以记录下来，供日后参考。

有些食物的胡萝卜素含量丰富，吃太多时皮肤会变黄但对身体无害，比如胡萝卜、南瓜、木瓜、橘子、橙子等。如果介意，只要适量使用即可。

当胡萝卜泥能吃到2大匙之后，可以再加入新的食材。

加入第二种蔬菜：卷心菜或其他绿叶菜

在锅中加入少许水将卷心菜煮软后打成泥，冻成冰块，每天晚上拿出第二天需要的分量，放在冰箱的冷藏室解冻。

第二天早上，将香蕉泥、胡萝卜泥和卷心菜泥拌匀，分成三份，放在可加热的保鲜盒中冷藏。每餐取出一份，稍微加热一下，搅拌均匀后喂食。

宝宝如果愿意吃，可以渐渐增加分量，每次加入新的食物或增加食物泥的分量时，调好食物泥后大人都要先尝一尝，一定要够甜才行。如果不够甜，就增加香蕉泥的分量。将来等宝宝适应食物泥的味道后，可以稍微降低甜度，但要以宝宝能接受的甜度为准。

这时宝宝肯吃的食物泥中，有香蕉、胡萝卜和卷心菜。当卷心菜泥能吃到2大匙之后，可以再试试淀粉类食材。

加入淀粉类：胚芽米饭、甘薯或马铃薯

刚开始我是用胚芽米，因为考虑到糙米的纤维对宝宝来说也许多了点，而白米是精制淀粉，营养价值低、纤维少，所以我折中选用胚芽米。等宝宝适应胚芽米饭后，再改为糙米饭，并且逐渐尝试其他淀粉类食物，如甘薯或马铃薯。

在宝宝尚未断奶的阶段，我会将少量的胚芽米饭分装在小容器中冷冻贮存。每天晚上从冷冻库中拿出一盒，放在冰箱的冷藏室解冻。

第二天早上，在饭中加入接近等量的饮用水，打成柔顺的饭泥，水量多少要自己把握。打好的饭泥放在保鲜盒中冷藏，每次取需要的分量使用。我不冷冻饭泥是因为饭泥冷冻后很硬，很难解冻，所以我都是打成泥后冷藏（冷藏以两天为限），要用时直接取用。

每天我会准备三餐的分量，然后冷藏，我觉得这样比较新鲜。所以每天我在固定时段准备三份食物泥时，就把香蕉泥、胡萝卜泥、卷心菜泥和胚芽米饭泥，用调理机搅拌均匀（如果太稠可以加饮用水），分成三份，放入保鲜盒。

宝宝如果愿意吃，就渐渐增加饭的分量，但要确定够甜。这个阶段仍是在帮助宝宝适应吞咽和食物泥的味道，所以还不必按照严格的食材比例来调配食物泥，最重要的是要好吃，要够甜。

淀粉类的食物还可以试试甘薯，因为甘薯甜，宝宝会喜欢（有些宝宝吃甘薯容易胀气，可以留意一下）。煮好的甘薯可以切块冷

冻保存，不用打成泥冷冻，前一天晚上取需要的分量放在冷藏室解冻。第二天打食物泥时，就在香蕉泥、蔬菜泥和饭泥中加入解冻的甘薯块一起打匀即可。如果太稠打不动，可以加点饮用水。

这时宝宝肯吃的食物泥中，有香蕉、胡萝卜、卷心菜和胚芽米饭或甘薯。当淀粉类食物泥吃到2大匙之后，可以开始试试动物性蛋白质类食材——蛋黄、鸡胸肉。

加入动物性蛋白质：蛋黄、鸡胸肉

每天搅拌三份食物泥时，可加入一颗煮熟的蛋黄一起打，打的时候如果太稠可以加点饮用水。吃蛋黄没问题后，可以再试着加入瘦肉。我用的是鸡胸肉，搅拌食物泥时，加一点煮熟的鸡胸肉块一起打，要加一点水才打得动。

当宝宝的肠胃可以适应淀粉、蔬菜、水果和动物性蛋白质后，可以再试着加入植物性蛋白质——豆类。我用的是米豆，黑豆也可以。

加入植物性蛋白质：米豆或黑豆

先从1/4匙的豆泥开始试，然后逐渐增加分量。在使用前一天，将煮熟冷冻的米豆放到冷藏室解冻，然后第二天打食物泥时，加入煮熟的米豆一起打，这时候要加一点水，我通常用的是煮米豆的汤汁。

米豆有一种特殊的味道，刚开始宝宝可能会排斥，所以不要一下子放太多。等宝宝适应这种味道之后，再逐渐增加分量。如果孩子一直都不喜欢，也不一定要用米豆，用新鲜的豆子或是非转基因的黑豆也可以。

断奶改吃食物泥

当宝宝已经可以从食物泥中摄取到各类营养时，就可以开始按比例调制食物泥，淀粉、蛋白质、蔬菜和水果的比例大致上是等量的。这时其实已经很接近断奶的阶段了，如果宝宝每餐至少可以吃250毫升的食物泥，差不多就可以断奶了。根据我们的经验，当宝宝可以吃这么多食物泥时，他大概已经不想喝奶了。

断奶后，宝宝的食量会越来越大，可按比例增加分量。我们家的宝宝到最后每餐可以吃500毫升的食物泥，而且食物泥的内容大多固定，不常变换，但四个孩子都吃得津津有味。

我们不会在两餐之间给孩子吃点心，因为吃饭前让胃部清空很重要，真要吃点心的话，也是偶尔在饭后当甜点吃，这样才不会影响到孩子吃正餐的食欲。

根据我们带四个孩子的经验，当每餐的食物泥吃到100毫升时，每餐的喝奶量大约会减少60毫升。当每餐的食物泥吃到200毫升时，每餐的喝奶量会减少大约120毫升。接下来食物泥越吃越多，喝奶量越来越少，很快地，当宝宝每餐食物泥至少可以吃250毫升之后，大多不会想再喝奶了，这时就可以自然地断奶。

断奶后只喂食物泥，完全从天然的食物中摄取营养，不再喂配方奶，一天吃三餐。到最后，孩子每餐可以吃下500毫升的食物泥，两餐之间间隔5个半小时，中间不吃点心。

断奶前先改成一天吃三餐

我们家孩子满4个月后，都改成一天喝三次配方奶，两餐的间隔是5个半小时，每餐喝240毫升配方奶（加婴儿米精），晚上连续睡12个小时。老三和老四满5个月才到我们家，当时他们是每4个小时喂一次奶，我们在一个星期内帮他们调整到一天喝三次奶，并且开始训练他们吞咽食物泥。我们在开始给宝宝尝试食物泥、学习吞咽之前，就已经很固定地一天只喂三次配方奶（加婴儿米精）。

经验谈： 训练宝宝吃食物泥和断奶

老大：11天大来到我们家

4个月大　第一次尝试喂她食物泥，用的是苹果泥，她非常抗拒。因为效果不佳，我们就暂时休兵。

6个月大　换较大婴儿奶粉，结果拉肚子，引起尿布疹，等尿布疹好了我们才重新开始给她试食物泥。第一次喂她吃了点甘薯泥加胡萝卜泥，她吃了，接下来几天都喂，越吃越多。

7个月大　每餐开始固定吃点食物泥，大便非常正常，之前容易便秘。

9个月大　想断奶却断不了，因为宝宝吃进的食物泥量一直不够多。后来打电话到美国请教丹玛医师，她提醒我们，应该先喂食物泥，再喂配方奶。

我们家老大每次用餐前，都会因为肚子饿而哇哇大哭，我们明明知道在准备断奶的阶段，应该先喂食物泥再喂配方奶，却因为受不了她的哭声而妥协。可是她先喝了配方奶后，吃下的食物泥量就很有限，所以一直无法断奶。

经丹玛医师这么一提醒，隔天我们立刻调换顺序，结果她吃完食物泥后，不再吵着喝奶，从此就断奶了。接下来记录的体重成长曲线都正常，到最后每餐可吃五百多毫升的食物泥。

老二：5周大来到我们家

4个月大 一天喝三次奶，每次240毫升（加婴儿米精）。开始给她试食物泥。

5个月17天 每餐吃100毫升食物泥，喝180毫升配方奶。

5个月25天 每餐吃150毫升食物泥，喝150毫升配方奶。

5个月26天 每餐吃200毫升食物泥，晚餐吃完食物泥后喝120毫升配方奶。

5个月28天 完全断奶，三餐只吃食物泥，每餐300毫升。

7个月大 每餐吃400毫升食物泥，后来增加到将近500毫升。

老三：5个月大来到我们家

第1天 喂五次奶（两餐间隔4个小时）。

第5天 喂四次奶（两餐间隔4个小时）。

第7天 喂三次奶（两餐间隔5个半小时）。

第3周 开始尝试食物泥。

第5周　每餐吃200毫升食物泥，120毫升配方奶。

第6周　6个月大，每餐吃300毫升食物泥，自然断奶。

老四：5个月大来到我们家

第1天　喂四次奶（两餐间隔4个小时）。

第2天　喂三次奶（两餐间隔5个半小时）。

第5天　开始尝试食物泥。

第7天　每餐吃100毫升食物泥，150毫升配方奶。

第2周　5个月大，每餐吃300毫升食物泥，自然断奶。

老三和老四来我们家时已经5个月大，是比较成熟的宝宝，一开始尝试食物泥就适应得很好，而且在短短的时间内食物泥越吃越多。我们并没有一定要宝宝吃多少，只是看他们愿意吃多少就给多少，结果很令人惊讶，这两个宝宝来我们家一个月内就可以自然地断奶。

为什么要早点断奶？

百岁医师指出，孩子断奶之后，如果继续大量喝奶，就会导致贫血，即使是在吃完正常的三餐之后额外喝奶。这个断奶的孩子如果继续每天喝奶，除了容易导致贫血，也更容易得中耳炎。

做母亲的，只要愿意亲手为孩子料理营养均衡的三餐，而且两餐之间不让孩子喝牛奶、吃点心，孩了就有机会健健康康地长大。孩子如果因为喝奶或吃点心，导致正餐时间没有食欲而吃不下真正有营养的食物，就很可能会贫血。贫血的孩子因为缺少足够的血液，细胞无法充分运作，健康就会大受影响。

如何补充钙质？

喝牛奶补充钙质是个迷思，不仅百岁医师这样认为，今天有许多研究的结果也是如此。我们家的孩子断奶后就不再喝牛奶，家中目前的饮食也没有使用牛奶制品，只有偶尔出去吃的时候会吃到。其实奶制品中的钙质很难吸收，并不是摄取钙质的良好来源。

深绿色叶菜中的钙质，不仅含量丰富，而且容易吸收，是很好的钙质来源。可以上网搜索一下，看看还有哪些天然食材的钙质含量丰富而且好吸收，直接从天然的食物中摄取钙质，而不是去吃奶制品。

吃食物泥能改善便秘

我们家老大、老二和老四在喝配方奶的阶段，都有便秘的情况，后来开始吃食物泥后，情况就有明显的改善。宝宝便秘时，只要在食物泥中增加膳食纤维，就很容易解决。我通常是用甘薯叶，效果非常明显。不过甘薯叶的味道较重，刚开始不要放太多，等宝宝习惯它的味道后，若有必要可再增加分量。宝宝如果拉软便，就不要在食物泥中放甘薯叶，而且香蕉的分量也可以减少，减少的部分可用苹果代替。

我们家的宝宝在断奶改吃食物泥后，刚开始很容易一天排便三四次，可能是膳食纤维摄入较多或吃豆子的关系，但都是正常的大便，然后渐渐地减少到一天排便一两次。

宝宝为什么不想吃食物泥？

我们家四个孩子都没有讨厌食物泥的情形，都是百吃不厌，直到我们觉得可以停才停，而不是他们不想吃才停。如果宝宝不喜欢吃食物泥，我想可能有以下几个原因：

一、食物泥不够甜，宝宝觉得不好吃而不想吃。食物泥必须甜甜温温的，所以给宝宝吃之前，大人可以先尝一尝。

二、食物泥的口感不够柔细。食物泥一定要打到口感柔细，吃起来才会顺口。食物泥中不要有颗粒，帮助孩子学会咀嚼的并不是食物泥中的颗粒。

三、宝宝不饿。不饿可能是两餐之间吃了点心、喝了牛奶，或是已经吃了很多桌上的食物，尤其是肉类这种容易产生饱足感的蛋白质食物。

四、宝宝怕吃食物泥，常常因为吃食物泥而不愉快。所以大人喂宝宝吃食物泥时，要有耐心，尽量保持愉快的气氛。

开开心心喂食物泥

喂宝宝吃食物泥比用奶瓶喂奶复杂许多，所以父母和宝宝都需要学习。对很多宝宝来说，这是第一次需要面对训练和管教的问题。当父母正要把一匙食物泥送进宝宝口中时，宝宝却把手指送进嘴里吸个不停，或是伸手抓汤匙，或是大哭，或是四处转头乱看，这种种状况都会让喂食物泥变成一项艰难的任务。

训练宝宝合作时，务必记住一件重要的事——大人的态度必须愉快、冷静，有耐心。不管宝宝需要花多长的时间才能学会乖乖吃食物泥，我们都要一直鼓励他，在整个过程中和和气气的。

当然这是知易行难的事，做父母的有时会失去耐心，生宝宝的气，使得喂食物泥的时候气氛变得紧张、对立又不愉快，亲子双方都不舒服。当这种情况发生时，父母务必要及时刹车，停止对立，要记得宝宝还很小、很多事还不懂，这时可以深呼吸一下，然后带着笑容，用温柔的声音对宝宝说："对不起，妈妈刚刚发了脾气，我现在好了。"帮助宝宝安静下来。如果喂不完，至少再喂两三口，总要在愉快的气氛下结束用餐，否则宝宝会开始把吃食物泥的时间和不愉快的感觉联系在一起。

要记住，强迫宝宝吃食物泥是不对的，现在逞一时之快，但日后一定会后悔。若不得已，宁愿让宝宝这餐少吃一点，但心情仍然愉快，到了下一餐时饥肠辘辘，都不要让宝宝这餐吃光光，但是心里很受伤。父母在喂食物泥这件事上要慢慢来，控制好自己的情绪，就样才能克服种种困难，开始和宝宝合作无间。

成功训练宝宝吃食物泥的秘诀

排除会让宝宝分心的因素

喂宝宝吃食物泥时，尤其是宝宝还在学习吃食物泥的阶段，务必排除各种会让宝宝分心的因素，比如关掉电视或音乐，换到另外一个房间喂，请家人不要待在宝宝的视线范围内等。把吃食物泥这件事变得单纯一点，宝宝会比较快学会。

让孩子坐在婴儿餐椅上吃

从小就帮助孩子养成用餐时乖乖坐在椅子上的习惯，孩子的一生将受用无穷。用餐习惯良好，可以确保孩子摄取到足够的营养，两餐之间就不容易觉得肚子饿，需要吃点心。这个良好的习惯会让大人小孩都开心。

一次只处理一种状况

父母刚开始可能会想训练宝宝做某些动作或不要做某些动作，但这个阶段的宝宝理解力有限，所以为了避免宝宝混淆，应该一次只处理一种状况就好。先从宝宝最容易懂的事开始，比如吸手指，这可能需要经过好几餐的训练，宝宝才会明白吃食物泥的时候不可以吸手指。只要父母有耐心，持之以恒地训练，宝宝最后一定会懂，然后就可以着手处理下一种状况，以此类推。

避免图一时之便

尽可能避免为了一时之便而使用一些方法，虽然一时有效，但你不会想要在接下来吃食物泥的这两年期间，餐餐这样做。比如拿图画书给宝宝看，逗他开心，然后趁他心情好时赶紧塞一口食物泥进去。这样做也许一时有用，但如果他养成了习惯（你会很惊讶宝宝这么快就能养成一个习惯），日后你会发现自己必须辛苦地帮助他改掉这些习惯。所以你要很确定，你现在用来帮助宝宝吃食物泥的方法，你不会介意未来这两千多餐的食物泥，餐餐都这样喂。

喂一餐食物泥要花多长时间？

一旦训练宝宝学会了吃食物泥，喂食物泥的速度其实是由孩子决定的。孩子想吃快一点，你就喂快一点，有些孩子会因为爸妈喂食物泥的动作太慢而急哭了，真叫人哭笑不得。我们家四个孩子全都可以每餐在10分钟内解决500毫升的食物泥，所以在孩子吃食物泥期间，喂他们吃饭很容易、很轻松，主要是做食物泥很辛苦。

每餐要吃多少食物泥才够？

孩子摄取的营养够不够，可以从几方面看出来：一、体重是否持续增加；二、精力是否充沛；三、是否经常提前肚子饿？

只要确定食物泥中含有各类的营养（淀粉、蛋白质、膳食纤维、维生素），而且大致上是相同的比例，就不用担心营养不够或不均衡。建议尽量采用健康的食材，也就是有机或无农药化肥栽种的蔬果，使用非转基因的豆类，以及没有施打激素和抗生素的肉类和蛋，这样的食材营养价值会更高。

如果孩子每餐至少可以吃两三百毫升的食物泥，差不多就不用再喝奶了。断奶的孩子，每餐吃进的食物泥量会越来越多，而且增加得很快。刚开始也许只有两三百毫升，但很快就会增加到500毫升。我们家四个孩子虽然天生的体质和体型各有不同，但最后每餐至少都能吃到500毫升。

食物泥的加热

每餐要喂宝宝吃食物泥时，就从冰箱冷藏室拿出一份已经解冻的食物泥。食物泥加热之后，要记得搅拌均匀，以免温度不均。加热完可以用手试试温度。

加热食物泥主要有三种方式。第一种方式是用微波炉加热，加热完一定要搅拌均匀再喂，如果不够热，就再继续加热。

第二种方式是蒸热，可以用蒸锅或电饭煲。现在市面上出售一种插电的小型蒸煮锅，可以烧开水，可以煮汤，也可以在底部垫一个小蒸架蒸食物，因为体积不大，也适合外出携带使用。

第三种方式是隔水加热，泡在热水中慢慢加温。先将食物泥盛入可加热的容器（不锈钢碗、玻璃碗或瓷碗），然后取一只小锅，在锅中注入热水，再把盛食物泥的容器放进去，适度搅拌食物泥，直到温度合适为止。冬天如果水快速变冷，无法将食物泥加热到合适的温度，可以把水倒掉，重新注入热水。

食物泥的保存期限

刚打好的食物泥，如果直接冷藏，我通常会在30个小时内用掉，以确保新鲜。放在冷冻库的食物泥，我通常会在一周内用掉。食物泥从冷冻库拿出来，放在冷藏室解冻后，我通常会在24个小时内用掉。已经加热过的食物泥，如果没有吃完，我会直接丢掉。

宝宝吃食物泥要吃到多大？

宝宝吃食物泥要吃到至少2岁，大约2岁4个月，等牙齿长齐了再断。不见得要等大臼齿长出来，像我们家老大的大臼齿迟迟没有长出，眼看着妹妹就要来我们家了，于是我们在她2岁半时让她断食物泥，开始跟着我们吃一般的食物。

1岁多开始练习咀嚼

等宝宝的牙齿长齐，大约从1岁10个月起，我们会开始在大人用餐的时间，给他一些餐桌上的食物来练习咀嚼。我们用餐的时间有时在孩子吃食物泥之前，有时在吃食物泥之后。我们给孩子一点餐桌上的食物，主要目的是练习咀嚼而已，孩子主要的营养来源仍是食物泥。

给宝宝练习咀嚼的食物，必须是要咀嚼才能吞下的食物。如果给已经煮得软烂的食物，宝宝不必咀嚼就能吞下，会失去练习咀嚼的意义，像软绵绵的吐司、白饭，煮到软烂的胡萝卜、马铃薯、甘薯、南瓜、稀饭等，都不太合适。

哪些食物适合用来给宝宝练习咀嚼呢？只要是口感稍硬的食物均可，比如水果可以用苹果、番石榴、梨子等，生鲜蔬菜可以用小黄瓜、大黄瓜、西芹等，稍微蒸煮过的蔬菜可以用四季豆、胡萝卜等。基本上就是一定要咀嚼才能吞下的食物。

宝宝在学习咀嚼的阶段，很容易直接把食物吞下去而噎到，父母必须在旁边留意，一有状况就赶紧处理。除了注意安全，也要提醒宝宝先咀嚼再吞，而且不能一次吃太多。

我们的孩子练习咀嚼时是自己吃，给他一个小钢碗和一只不锈钢小汤匙，戴上防水围兜，大概示范一下，就让他自己学习使用餐具来吃东西，没有再特别训练。孩子如果想吃，很快就会学会使用餐具。大人的食物只是作练习用，无关乎营养的摄取，孩子吃多少都无所谓，不需要有压力。

经过一段时间的练习，等到要断食物泥的时候，孩子就可以自己吃饭，不需要大人喂，这样不仅大人轻松，孩子也可以学习独立。

2岁多断食物泥

断食物泥是一个过程，不是说断就断。前面说过，等宝宝的牙齿长齐，大约从1岁10个月起，我们会开始给他机会练习咀嚼。很有意思的是，我们家的孩子都不会因为吃了别的食物，就不肯吃食物泥。有时候，明明已经吃了半碗桌上的食物，接着仍然可以把四五百毫升的食物泥吃完，而且吃得津津有味，可见他们有多爱吃食物泥。

早在孩子断食物泥之前，就要开始拿家中三餐吃的食物给孩子练习咀嚼。这样可以确定家里平常吃的食物，孩子都能吃，也都肯吃。

在接近断食物泥的过渡期，可以先给食物泥，再给正常食物，但是食物泥可以减量。而孩子用餐的时间，就是全家用餐的时间。

当孩子的咀嚼能力越来越好，吃进去的正常食物越来越多，大约2岁半之前就可以断食物泥，直接吃大人的食物。孩子刚断食物泥的时候，可以用剪刀帮他把食物剪成一口大小，比较方便进食，因为他可能还不太会自己咬断食物。

蔬菜、鱼肉和米饭不必刻意煮得太软烂，可以跟平常家里吃的口感一样，但还是要考虑到孩子刚断食物泥，不习惯咀嚼那么久。每餐饭可以刻意准备一些口感较软的蔬菜，不要全部都是口感较硬的叶菜，比如洋葱、马铃薯、胡萝卜、南瓜、大黄瓜、卷心菜等，都是滋味较甜、口感较软的蔬菜，很适合给孩子吃，这些也都是我们家常吃的蔬菜。

烹煮方式虽然需要健康，口味不要太重，但也要好吃才行。煮蔬菜的时候，如果是单煮一种叶菜，味道不如煮什锦蔬菜那么鲜甜，如果懂得搭配不同的食材，滋味会更好些。动物性蛋白质方面，鱼和蛋会比肉容易咀嚼。无抗生素和激素的鸡蛋是很好的蛋白质来源，有时可以做做蒸蛋。鸡胸肉也很好，只要水煮5分钟，熄火焖30分钟，口感就很嫩，放凉后，撕成小块，蘸少许蒜末、酱油就很好吃。

孩子三餐吃的食物，基本上就是全家吃的食物。如果觉得不适合孩子吃，也许是因为那些食物不够健康，可以趁机检讨和调整，这未尝不是好事。如果每餐都要为大人和小孩做两份食物，那真的太辛苦、太麻烦了，除非只是短期内的权宜之计。

外出上馆子时，可以尽量点较健康的食物给孩子吃。如果事先知道那家餐厅的食物不适合孩子吃，可以从家里带一些食物出门，让孩子在餐厅吃。

我们家老四小时候不能吃芝士，吃了会吐、会拉肚子。那阵子我们全家每周会去吃一次比萨，所以出门前我会准备一碗适合孩子吃的食物带着，这样我们可以享受美食，孩子也不会吃坏肚子。准备这种食物不用太麻烦，只要简单营养就好。可以善用保温罐，带些温热的饭菜。这个做法，我持续了好久。

孩子断食物泥之后，改成跟大人吃一样的食物，爸妈可能会觉得孩子的食量变小，担心他营养不够。百岁医师说，孩子满2岁后，食量会锐减，甚至减到原来的1/5。

2岁多的孩子，一方面成长速度暂时减缓，食量锐减；一方面刚断食物泥，咀嚼正常的食物比较费力，不容易吃很多。有些孩子吃食物泥期间原本胃口很好，可是断食物泥之后，反而开始挑食，爱吃肉，不爱吃蔬菜，更是令爸妈担心营养不够、不均衡。

如果刚开始把菜、肉和饭一起给孩子，有些孩子会只挑肉吃，吃完就不肯再吃别的。所以我通常会一样一样给，比如先给菜和饭，吃完才可以吃肉。

这个做法在我们家挺管用的，不过把蔬菜烹煮得好吃，有助于孩子爱吃蔬菜。我们家的孩子都很喜欢吃我做的蔬菜，有时候明明已经炒了很大一盘菜了，他们还是嫌不够。可见，做得好不好吃也很重要，如果蔬菜做得不好吃，光是强迫孩子吃也不是办法。

刚断食物泥的孩子吃正常的食物时，有可能随便嚼两下就吞下肚。我们家的孩子也有这个情况，刚开始我也觉得有些不安。但他们并不是不会咀嚼，只是不习惯细嚼慢咽，常常没嚼几下就吞下去。其实咀嚼能力是一种本能，不咀嚼就无法下咽的东西，很少有人会直接吞下去，所以这种情况一定会随着时间得到改善。

喂食物泥的摘要分享

一、大约三四个月大时可以开始让宝宝尝试食物泥，先从一次一小口开始。

二、准备好喂食物泥的基本设备，注意喂食时的姿势、态度和顺序，喂食的气氛要保持轻松愉快。

三、采用渐进式做法，宝宝会越吃越顺，越吃越多，最后可以自然地断奶，一天三餐只吃食物泥。

四、食物泥应该一直吃到2岁多，在断食物泥之前几个月，可以多给孩子机会练习咀嚼。

第八章
带食物泥外出

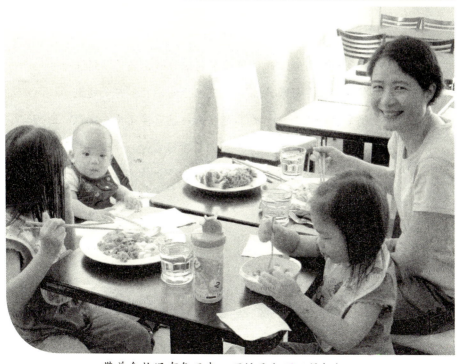

带着食物泥有备而来，下馆子也可以很轻松

自己做婴儿食物泥很棒，可以很放心，因为知道宝宝每餐吃的都是营养丰富、健康卫生的食物。可是遇到需要携带食物泥外出，尤其是外出一整天甚至出去度假一两个星期时，真的就要考验父母的创意了。外出或旅行时喂宝宝吃食物泥，有时真是一个很大的挑战，不过只要继续往下读，就会发现有志者事竟成，没有什么解决不了的问题！

带食物泥出门的基本设备

带食物泥出门有些不便，如果宝宝还没断奶，每餐吃的食物泥，在100毫升以下的话，我会选择外出那一餐不喂食物泥，没有必要把自己弄得很累。如果宝宝吃的食物泥量很多，只要事先做好安排和准备，带宝宝出门并且在外面喂食物泥，其实也不是一件不可能的任务。

带宝宝出门甚至出远门的爸妈，会因为携带的食物泥冷热不同以及加热方式不同，而需要准备不同的设备，比如：宽口保温罐（焖烧罐更好）、保冷袋、冰砖（可重复使用）、母乳袋（用来装冷食物泥）、电汤匙（用来烧热开水）、插电的煮水壶或蒸煮锅。尽量挑选保温效果好的保温罐和保冷袋，我个人觉得容量500毫升的宽口焖烧罐最好用，保温保冷效果极佳，不易渗漏，宽口的设计也方便直接喂食，不需要再将食物泥倒进喂食的容器中。

保温以3个小时为限

我的做法是，如果出门3个小时内要喂食物泥，就带热的食物泥出门。如果出门超过3个小时才要喂食物泥，就带冷的食物泥出门，等到要喂之前再加热。这个做法可以避免食物泥变质。

食物会变质是因为滋生细菌，而细菌的滋生需要食物和潮湿条件的配合。在5℃以下和60℃以上的温度，属于安全温度区；介于5℃和60℃之间的温度，属于危险温度区。食物在危险温度区滞留4个小时以上就有可能变质，最好丢弃。

经验谈：**食物泥馊掉**

几年前有一次我们乘飞机，准备了两餐的食物泥，事先加热好各装在一个焖烧罐中。大约3个小时后喂第一餐时，食物泥闻起来很正常。但是八九个小时后喂第二餐时，食物泥闻起来就有馊味，我只好倒掉，不敢给宝宝吃。

只怪自己当时常识不够，否则第二餐的食物泥，如果先加热至沸腾，再放在保温效果极佳的焖烧罐中保温，八九个小时之后，温度或许还会在60℃以上，就不至于馊掉。

带热食物泥出门：放保温罐中保温

平常喂宝宝喝配方奶是用60℃的热开水冲泡奶粉，所以喂宝宝吃食物泥时，差不多也是将食物泥加热到60℃左右。带热的食物泥出门时，先在家中将食物泥加热到60℃以上（用手摸一摸，一定要比平常喂食的温度高），然后放在焖烧罐中保温带出门。这是为了避免食物泥在保温的过程中，温度降到60℃以下，开始滋生细菌。

使用宽口焖烧罐装热食物泥还有个好处，就是时间到了可以直接喂食，相当方便。如果使用的保温罐开口太窄不容易喂食，可以另外携带喂食用的容器，到时候再把食物泥倒进容器中喂食。

带冷食物泥出门：放保温罐或保冷袋中保冷

如果出门3个小时以上（5个小时以内）才需要喂食物泥，就带已解冻的冷食物泥出门，等到要吃的时候再加热。带冷食物泥出门时，会因为不同的加热方式而需要不同的设备。

携带冷食物泥的方式有两种：

第一种：把冷食物泥直接装在保温罐中保冷。

第二种：把冷食物泥装在有盖的容器或母乳袋中，然后放入有冰砖的保冷袋中保冷。

用微波炉加热

将冷食物泥倒入可微波加热的容器中，微波加热到合适的温度后，搅拌均匀即可喂食。

如果冷食物泥本来就装在可微波加热的有盖容器中携带，就不用另外带一个可微波加热的容器来倒入使用了。

用电饭煲或蒸锅加热

将冷食物泥倒入可蒸的容器中。电饭煲或蒸锅加少许饮用水，底部放上蒸架，把装冷食物泥的容器放上蒸架，蒸热至合适的温度，搅拌均匀即可喂食。

如果冷食物泥本来就装在可蒸的有盖容器中携带，就不用另外带一个可蒸的容器来倒入使用了。

隔水加热

将冷食物泥倒入耐热的容器（钢杯、玻璃碗、瓷碗）中，另用一只小锅装热水，把装食物泥的容器泡在热水中加热。冷食物泥若是装在母乳袋中，也可以将母乳袋泡在热水中加热，或者放进宽口焖烧罐中，注入热水，加热速度会更快。

如果喂食的地方无法取得热开水，出门前可以烧些热水，放在保温瓶中携带外出。如果喂食的地方可以使用电器，也可以带几瓶矿泉水和一只电汤匙或快煮壶，当场烧些开水来使用。

在外过夜的食物泥保存法

如果要在外面过夜，需要携带好几餐的食物泥出门，那么第二天才要吃的食物泥，先不要从冷冻库拿出来解冻。等到要出门的时候，才把冷冻的食物泥拿出冷冻库，放在保冷袋中加冰砖冷藏。到达住宿的地方后，先放进冰箱的冷冻库，晚上才拿出第二天要吃的食物泥，放进冰箱的冷藏室解冻。

外出要用的食物泥，装在什么容器中冷冻比较合适?

如果需要在外过夜几天，可以事先做好几天分量的食物泥，放进冷冻库中冷冻。如果外出的地方可用微波炉加热，就用可微波加热的容器装食物泥冷冻；如果可用电饭煲或蒸锅加热，就用可蒸的容器装食物泥冷冻；如果只能隔水加热，就用母乳袋装食物泥冷冻。把食物泥放进母乳袋中冷冻时，不要把袋子挤成扁扁宽宽的，免得放不进焖烧罐中，但如果不需要放在焖烧罐中隔水加热就没关系。

携带食物泥乘飞机

飞机上不太可能有微波炉可以使用，但一定会有热开水。出门3个小时内要吃的食物泥，可先在家里加热好，放进焖烧罐，时间到了直接喂食。

出门超过3个小时才要吃的冷冻食物泥，可以先解冻，再放保冷袋加冰砖冷藏。

若是出门超过10个小时才要吃的冷冻食物泥，就不要先解冻，甚至要加强保冷效果，比如多放一些冰砖。若是可能，最好定时补充冰块，维持保冷袋内的低温。

如果飞机上有微波炉可用，就将食物泥放在可微波加热的容器中加热。如果飞机上没有微波炉可用，可以用隔水加热的方式：跟服务员要热开水倒进焖烧罐，把母乳袋放进焖烧罐，泡在热开水中，盖上罐盖隔水加热。如果宝宝吃的食物泥量很多，可能要加热好几袋，每加热完一袋，就先倒入另外一个保温瓶中，等全部加热完毕再喂食。

喂食物泥前1个小时就可以开始准备加热，加热完放保温罐中备用，这样要喂时就不会手忙脚乱。如果母乳袋放不进焖烧罐，可自备一个耐热的大容器，把母乳袋放进大容器中，然后注入热开水加热，加热完将食物泥倒进喂食的容器中喂宝宝吃。

带食物泥出国须知

如果想携带自制的食物泥出国，需要先弄清楚当地海关允许携带什么样的食品入境。比如美国的海关对食物的管制就相当严格，不能携带鱼肉蛋类（连熟的都不行）和生水果入境。我在这方面有过惨痛的经验，在这里跟读者分享一下。

经验谈：白忙一场

有一年我们去美国探亲两周，老三当时1岁3个月，已经断奶，一天吃三餐食物泥，每餐约450毫升。那次我们打算住在亲戚家，但他们家没有可将食物打成泥的调理机。出行前我一直很担心食物泥的问题，我不太希望在美国还要自己做食物泥，一方面不想携带笨重的调理机，一方面也想趁机休息一番，所以我就决定做好16天的食物泥，全部冷冻好，带去美国。

我先生事先打了几次电话到美国海关询问，得到的结论是，可以带这么多天的冷冻食物泥入境，但食材中不能有鱼肉蛋类。于是我就放心地开始准备素食的食物泥，反正平常的食物泥中就有米豆，只要增加米豆的分量就是了。两周时间光摄取植物性蛋白质应该没什么关系，或者也可以临时加些蒸蛋补充动物性蛋白质。

一口气做16天的食物泥是很大的挑战。第一，我得花钱买容器，我买了十几个容量1400毫升的保鲜盒，这种保鲜盒防漏性很好，一个容器可装一天的食物泥；第二，做16天的分量是个大工程，要准备很多食材；第三，做好后得想办法把全部的容器塞进冰箱的冷冻库。还好最后总算一一克服了。

另外，为了携带这些冷冻的食物泥出国，我买了两个大的保温袋，但是装不下全部的食物泥，于是又买了一个大的泡沫箱，还糊了一个纸箱保护外面。

眼看一切就绪，我觉得很兴奋，这下子在美国可以轻松度个假了。

结果我先生又打了一次电话询问美国海关，想再确认一次，这次那边却说，所有的食材都必须煮过。这下糟了，因为我食材中的香蕉没有煮过，海关说这样不行。

最后的结果就是劳民伤财，花钱买的那么多的容器用不上了，辛苦煮的那么多的食物泥也带不去了，眼看着冷冻库塞得满满的，连要重新再做带去应急的两天的食物泥都没有空间可放。还好有朋友说她乐意接收我的食物泥，她的孩子那时已经开始吃食物泥，我就给了她一半，留下一半回来时再给宝宝吃，这样回来后也不用急着马上做食物泥了。

所以，那次我们的行李箱里就装了一台笨重的调理机，还有一堆保鲜盒。虽然算盘没打好，至少到了美国后，因为住在亲戚家可以开伙，所以可以自己做食物泥，算是不幸中的万幸。

出国时如何携带冷冻食物泥？

冷冻的食物泥可以装在加了冰砖的保温袋中携带，也可以装在泡沫箱中携带，然后放在托运的行李箱中，因为飞机的货舱温度低，食物泥比较不容易解冻。泡沫箱的保温保冷效果极佳，但是想达到最佳的保冷效果，就必须把泡沫箱内的空间塞满，可多塞几块冰砖增加保冷效果。不过如果食物泥的数量太多，可能会超过托运行李的重量，所以需要注意一下，若是会超重，可以分成两箱。

到了当地，就将冷冻的食物泥放进冰箱的冷冻库，若是住酒店，可商量看能不能借用酒店的冷冻库。每天将隔天要吃的食物泥拿到冰箱的冷藏室解冻，第二天如果有外出的行程，就按照前面讲过的外出携带食物泥的方法去做。

出国在外怎么做食物泥？

如果是住在可开伙的亲戚朋友家里，那就不成问题。如果是住酒店，无法开伙，但可以在当地买到菜或是自行携带干燥或冷冻的蔬菜，还是有办法做一些简易的食物泥。只要在行李箱中携带一个插电的小型蒸煮锅和一台小巧轻便的调理机，就可以煮当天的食物泥。饭和米豆可以用焖烧罐煮，非常方便；蔬菜和蛋用插电的蒸煮锅煮熟即可；不建议使用瘦肉，因为肉质比较硬，简易的调理机可能无法打出柔顺的口感。最后把煮好的全部食材加入香蕉打成泥，一天的食物泥就有着落了。

出门在外弄食物泥是麻烦了点，但大部分时候还是有办法。如果完全无法自己准备食物泥，最后的办法就是花钱买现成的婴儿食品，虽然比较贵，但毕竟可以省下许多时间、精神和体力。既然是出国去玩，当然希望可以轻松一点。可以在出国前先给宝宝尝试吃一些现成的婴儿食品，让他适应一下口味，免得到时候不肯吃，做爸妈的又要头痛了。

带食物泥外出的摘要分享

一、想携带食物泥出门，保温罐（焖烧罐）、保冷袋和冰砖是最佳良伴。

二、如果要放热食物泥在保温罐中保温，必须先加热到60℃以上，而且保温以3个小时为限，以免变质，滋生细菌。

三、加热食物泥可用微波炉，可用电饭煲或蒸锅，也可以隔水加热，不同的加热方式需要准备不同的设备。

四、出门携带食物泥，甚至出国携带食物泥，并非不可能的任务。

第九章
训练和管教

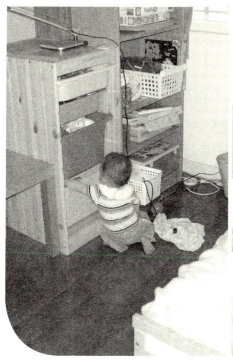
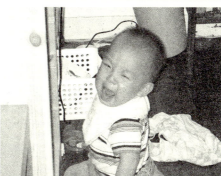
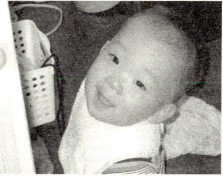

偷碰姐姐的东西

右上：被爸妈管教
右下：管教完立刻破涕为笑

我们的孩子当然不是完美的，他们也会做错事、说错话，也会和手足吵架，但是他们对父母的态度是顺服和尊敬的。他们不会顶撞父母，不会对父母说不敬的话，不会耍赖。在外人眼中，他们是有教养的孩子，也是令人喜爱的孩子。

　　但这个美好的果子，是父母用爱心、智慧、苦心和泪水浇灌出来的。训练和管教要付出代价，但成果非常甜美，不仅让孩子一生受用无穷，也会带给父母无比的喜悦。更重要的是，亲子的关系会因此变得亲密，因为孩子知道父母是出于爱，才会用适当的方式管教训练他。本章想和大家分享什么是"适当"的训练和管教。

利用训练和管教来引导孩子走正路

婴幼儿的训练和管教是必要的，百岁医师说，父母若是从孩子一生下来，就给他一套准则和系统去遵循，孩子就会很有安全感。0到6岁是训练孩子的黄金期，父母若能够在这段时间好好训练孩子的规矩和态度，孩子的一生都将受惠无穷。

她说，如果孩子看见对自己有害的东西，父母不会给他，或是自己做错时，父母会管教他，他就会明白真正的爱是什么。因为父母只有真的关心孩子、爱孩子，才会舍得管教孩了，他们要让孩子有机会过更好的人生。

这个道理，我们可以从自然界中观察到。孩子一生下来，就像发芽的幼苗，正要开始快速成长。园丁一方面需要给幼苗充分的阳光、空气、水和养分，一方面也需要引导幼苗往正确的方向成长，该支撑的要支撑，该修剪的要修剪，这样才能长成一棵美丽又苗壮的植物。假如任凭植物自己决定要怎么长，结局一定不会太好。

训练孩子顺从父母

我们家训练孩子顺服父母，有一个目标、一个前提、一个做法和一个原则。先了解这些观念，可以帮助我们知道实际上该怎么做，也才能下定决心，有毅力和恒心执行到底。教养的过程充满挑战和挫折，唯有坚定信念、忍耐到底，才有机会尝到甜美的果实。

目标：孩子顺从父母

我们对幼儿的要求是——顺从父母。孩子要顺从父母的话，但是父母的话必须合乎道德；如果父母要求儿女做违反道德的事，儿女当然不应该顺从。当父母给孩子的命令合乎道德，而且合理，孩子就必须顺从父母。

前提：父母不以错误的言行对待孩子

父母教养儿女时，不该用错误的言行来伤害儿女、惹儿女生气。错误的言行包括：讽刺、刁难、幸灾乐祸、说风凉话、恐吓、威胁、咒骂、吼叫、虐待、伤害身体等。

做法：可以适当地用杖管教

我在这里以"用杖管教"来取代一般所说的"体罚"或"打"，因为体罚一词已有太多负面的含义。用杖管教不是泄愤式的一顿毒打，而是在情绪可以控制的情况下，以一种心平气和、就事论事的态度来打，而且最好打在肉多、不会受伤的地方，比如屁股等部位，要会痛，但不至于受伤。父母管教孩子时，若不能控制自己的情绪，就不适合用杖管教，这点请千万记住。

什么是暴力?

很多人反对"打"孩子,认为这会让孩子学到暴力行为。其实孩子会不会学到暴力行为,不在于父母是不是使用"打"的管教方式,而在于父母的管教态度是不是具备暴力的本质。

如果父母在管教孩子时能够控制自己的情绪,那么在适度用杖管教时就会小心,只利用足够的皮肉之痛来引起孩子的注意,而不会伤害到孩子。能够控制自己情绪的管教行为,就不是暴力。

相反地,如果父母用杖管教孩子时情绪是失控的,明知不该下手那么重,却还是那样做,只因为自己控制不了怒气,那才是暴力。

不在动怒时用杖管教,和不在酒后开车是一样的道理。你不会在喝酒之后开车,因为你知道酒精会影响你开车时的判断能力,会危及行车安全。同样地,不在动怒时用杖管教孩子,也是因为知道怒气会影响自己的判断能力,可能会让你失去理智,危及孩子的身心健康。

其实父母如果无法控制自己的怒气,即使不"打"孩子,但言语和情绪上的暴力也会让孩子学会暴力。不管父母使用什么管教方式,只要情绪和态度具备暴力的本质,就是暴力。

比如在愤怒之下,对着孩子咆哮恶毒、伤人的字眼:"早知道你这么坏,当初生下来就应该把你掐死。"皮肉的疼痛会随着时间而痊愈,但心灵的创痛所造成的阴影会一辈子如影随形,人生会像受了诅咒一般，找不到平安和喜乐。

原则：管教的四不原则

父母必须按照正确的原则来管教孩子，才能收到成效，才不至于两败俱伤。我们把这套管教原则叫作"四不原则"：不气、不拖、不惰、不念。

不气：父母管教孩子的时候，首先要遵行的原则是不动怒，一旦动怒就收不到成效，而且会伤害到孩子。不管孩子犯多大的错，只要父母无法控制自己的怒气，当下最好不要管教。我们发现这个原则最重要，但也最难做到，为人父母的耐心会在这方面受到最大的考验。

管教算是一种训练，需要反复而耐心的操练，而且既然是训练，就应该抱着理性的态度，不能带着情绪。带着怒气或情绪，管教时往往会过于严厉，结果只会让孩子觉得受伤，并且对父母的态度感到愤愤不平，以至于无法冷静下来认错和反省。

不拖：很多父母会喊一二三，要求孩子在他们喊到三的时候，就要改变错误的行为或态度。这个做法等于是在向孩子传达一个信息：我数一二的时候，你还可以继续使坏，等我数到三的时候再听话就好。管教要实时，不能拖延，尤其是对幼儿，拖了一段时间才来管教，他就已经完全忘记是为了什么事被管教。

不惰：孩子每次出现不该有的行为或态度，就要管教，不能有时管教有时不管教。这种不一致的做法会让孩子存有侥幸的心态，会让他不断去测试父母是不是当真，也就收不到管教的效果。相应地，父母会疲于应付，一再为同样的事管教，却不明白孩子为什么怎么教都不懂。其实这要归咎于父母的怠惰，懒得每次都管教，才会让孩子觉得有机可乘。

刚开始教导与管教时，孩子可能会变本加厉，哭闹得更厉害，父母需要用极大的耐心和毅力，不厌其烦，用一致的态度来执行管教，不能因为懒得面对这种冲突就中途放弃。

平常在家就要把孩子管教好，这样出门在外就不容易发生失控的情况，比如孩子躺在地上耍赖不起来。我们家的孩子都很清楚，耍赖的行为无法帮助他们得到想要的东西，所以根本不用去试，或者试过一两次就认识到此路不通。因为在家就已经认识到这一点，所以在公共场所就不会出现这种失控的行为。

不念：很多父母在管教孩子之后，很习惯加上一段又臭又长的训话，唯恐不加以训斥，孩子就会忘记教训。其实这种训话的效果如何，小时候经历过的人都心知肚明，可成为父母之后，却还是忍不住要对孩子训话。

我曾经在管教孩子之后，忍不住对孩子严词训斥一番。当时先生立刻提醒我，这样做一点好处都没有，只会伤害到孩子。看见孩子难过地低头，我心里很后悔，何必加给孩子这种不必要的压力呢？

训练婴幼儿守规矩

当宝宝会爬之后（大约6个月），就会开始去碰一些不该碰的东西，比如脏的东西，像垃圾桶、鞋子；比如危险的东西，像插座、电扇；比如容易弄坏的东西，像电视、音响或影碟机的开关等。我们不可能为了不让宝宝碰，就把这些东西全都收起来，因为这不是宝宝一个人的家，大家都需要使用这些东西，所以此时需要开始训练宝宝守规矩，别去碰不该碰的东西。

训练就是在短时间内不断重复同一个动作，直到学会，所以训练宝宝就是不断给他相同的反应，直到他明白这个动作和这个反应有直接的关联。

假设我们不想让宝宝碰电视开关，当他第一次去碰时，我们就打一下他的手背，然后说"不可以"。孩子初次体验到小小的皮肉痛，会发现这种感觉不太愉快，不禁纳闷这是怎么一回事。很快地，他会再去碰一下，然后爸妈又打一下他的手背，又说"不可以"。

这时，宝宝的小脑袋会开始思考："我是要继续乱碰东西，然后被打手背，还是要乖乖听话？"

根据我们的经验，大概重复三四次，六七个月大的宝宝就可以明白，这件事不能做。重复几次之后，你会开始看见，宝宝想把手伸出去，但有些犹豫不决。最后，他的理智得胜了，他把手缩回来，不去碰他不该碰的东西。

透过冷静的训练，宝宝明白了你要传达给他的信息，也开始学习自制。自制力是很宝贵的品格，若能够从小培养，会受益终生。

一次训练一件事

刚开始可以先把宝宝不能碰的东西都收起来，只留一样不能碰的东西。等宝宝学会不碰那样东西之后，再把第二样东西放回原位，继续训练宝宝不能碰这样东西。以此类推，一样一样训练。

在训练的阶段，有时可以牵着宝宝的手去摸一些可以碰的东西，告诉他，你可以碰这个，可以碰那个。否则，不能碰的东西若是太多，会让宝宝感到受挫，好像家里什么东西都不能碰。

第一步：训练到明白为止

第一步是训练他"明白"，明白什么事不能做。父母的态度和声音务必要温和，不可用很凶的态度和语气。这样可以训练孩子听从温和的指令，而不是愤怒大声的指令，因为我们可不希望每次要求孩子做什么，都得冲他大吼才有效。但父母的指令必须坚定有力，不要用讨好孩子的语气，也不要用问句："不要碰好不好？"做父母的必须呈现温柔但有权柄的形象。

这个训练可能需要3分钟、5分钟、10分钟或30分钟不等，父母必须暂时放下其他的事，专注在这个训练上，直到确定孩子真的明白为止。训练完成之后，大家就可以回去做自己的事。如果下一次宝宝又去碰电视开关，爸妈必须立即过来打他的手背，并且说"不可以"，表示这是不允许的行为。如果先前的训练已经成功，这次大概只需打一次手背，宝宝就不会再犯，训练就算大功告成，因为孩子已经明白了。

第二步：明知故犯时，要管教

当父母已经训练宝宝明白不可以碰某样东西之后，如果宝宝明知故犯，父母必须在不动怒的情况下，立即用杖管教（打手背或打屁股）。婴幼儿没有能力明白道理，不能和他讲道理，所以这个阶段必须用杖来训练和管教，直接用不愉快的感觉来训练他明白原来哪些事不能做。在训练宝宝不能碰某些东西的阶段，通常轻打手背就可以收到成效；等孩子稍微大一点，有时需要用杖打屁股才能收到成效，因为打屁股比较痛，父母要传达的信息会更清楚。

可以准备一个合适的工具来打屁股，不要直接用手打，因为手是用来传达爱的，不适合用来做管教工具。

训练时要慎选战场

训练婴幼儿守规矩，是一场意志力的争战，拼谁的意志力比较坚定，是爸妈，还是孩子？意志力的争战对亲子双方来说，都不是很愉快的一件事。对父母来说，必须很有耐心，不能动怒；对孩子来说，必须忍受皮肉之痛，还有内心的煎熬——要听话，还是要挨打？

训练的时候，双方都要耗在那里，直到决出胜负，这个过程不太好受。所以父母必须慎选战场，也就是说，刚开始只选最重要的事来训练就好，不要定太多规矩，免得演变成必须一直管教孩子的局面。

要记住谁是一家之主

当我们想要求孩子做一件事时，会用温和但坚定的命令语气对他说话，比如"去做功课了""去洗手准备吃饭了""你有点发烧，来喝点水"，等等。我们不会用问句："你发烧了，喝点水好不好？"或是："要吃饭了，去洗手好不好？"孩子该做的事，父母若是用问句征询，等于自找麻烦，万一孩子说"不好"，你怎么办？毕竟你给了他选择。

我常听见父母用讨好的语气对小孩子说话，没有具备父母该有的权威。我说的权威不是凶，而是父母知道什么对孩子好，因而要求孩子做该做的事。比如走在马路上，孩子乱跑，这当然是很危险的事，父母应该用温和而坚定的语气命令孩子不要跑，而不是一直说："乖，不要乱跑好不好？"

我们家老四2岁多时，有一阵子很喜欢摇头或说"不"，纠正了很多次都难以见效，不晓得是对摇头这个动作似懂非懂，还是故意的。我们就在不是很重要的事上，照他的意思"不"回应他。比如问他要不要吃水果，他说不要，那就不给；比如问他要不要吃饼干，他说不要，那就不给。

但是在吃饭这件重要的事上，我们就不问孩子要不要吃。孩子什么时候该吃饭、该吃什么，是由父母决定，不是由孩子决定。可是如果孩子不肯吃，怎么办呢？

尽量不要为吃饭的事闹不愉快，甚至起冲突，因为保持愉快的用餐情绪和气氛很重要。如果孩子不肯吃饭或食物泥，或是不肯吃完，父母可以神色自若地把饭收起来，冷静地对孩子说："吃不完下一餐再吃。"（如果是食物泥，因为已经热过，我会直接倒掉，下一餐再热新的，以免变质。）

有些孩子一看见要收起来了，又表示要吃。这时候父母必须说话算话，如果说要收起来又拿出来，孩子会知道他可以操纵父母，就不会尊敬父母。

同样的道理，父母不能威胁孩子，除非真的说到做到，否则孩子只会看穿父母是软脚虾，嘴上说的和心里想的根本就不一致。父母给孩子这样的威胁，不但起不了作用，还会自取其辱。

管教方式有别

管教的目的是要纠正孩子错误的行为，所以可以视孩子犯的过错，来决定合适的管教方式。我有个朋友会在孩子不听话时，罚孩子站在椅凳上。她的孩子十分好动，所以很痛恨这种管教方式，因为站在椅凳上的时候，哪里也不能去，什么也不能做，对好动的孩子来说，实在苦不堪言。正因如此，这种管教方式对他就很管用。

我们自己也发现，当孩子很想做一件事或很想要一样东西时，如果用哭闹的方式向父母要求，这时父母只要反其道而行，剥夺他的愿望，就是最有效的管教方式。比如孩子又哭又闹吵着要吃糖果，那么当下把糖果拿走，不让他吃，就是最有效的管教方式，孩子会知道错误的态度只能得到相反的效果。

管教应该对事不对人

管教是要帮助孩子清楚明白自己做错了，以后不要犯同样的错，所以管教必须指出事实，对事不对人，而且责备要简单明了，可以说："你刚刚……不对，你应该……"父母如果一直唠唠叨叨一些情绪性的话，比如对孩子说："你实在太坏了，你让我丢脸，我对你太失望了……"这是带着情绪在报复孩子。责备不能越过界线，变成言语暴力或人身攻击，让孩子感到绝望，甚至激怒孩子。

父母在管教和责备时要保持冷静，不要失去尊严，也要让孩子觉得自己有希望改进，自己的价值不会因为做错事而被贬损。可是父母如果一直训斥孩子，会让孩子羞愧得抬不起头来，感到自卑，这绝不是父母想看到的结果。做父母的必须学会自制，别将不必要的伤害加在孩子身上。

留意孩子行为背后的态度

管教孩子时，不光是看行为，更要看行为背后的动机和态度。比如姐姐抢妹妹的玩具，这个行为背后代表的也许是自私、嫉妒或不尊重他人的财产等。父母可以针对孩子的动机或态度来管教，而不只是针对行为，这样也许能够解决根本的问题。

但是这很难做到。很多时候，一看见孩子的行为不对，父母的气就上来了，不会去思考孩子行为背后的动机或原因。

再如，孩子有时候会意外打翻饮料或打碎东西，这是因为小孩子本来就不像大人那样小心，肢体动作不像大人那么协调，这是幼稚无知的举动，不见得是故意使坏。像这样的情况，并不适合管教。

总之，态度比行为更需要留意，如果父母能够引导规正孩子的态度，孩子许多不良的行为就可以自然地改过来。

爱和接纳

冯志梅老师在交友、婚姻、家庭和亲子方面，有不少精辟的见解，我们从她的建议中获得了许多帮助。她在《怎样爱你的孩子》这篇教导中，谈到爱与接纳孩子是教导与管教孩子的基础，也谈到管教后要拥抱孩子。

我们发现管教之后拥抱孩子，可以帮助孩子明白父母仍然爱他、接纳他，明白父母的管教是出于爱，这一点很重要——父母是因为爱才管教孩子，不是因为恨。带着情绪管教的父母，不会愿意在管教之后拥抱孩子，因为仍在生孩子的气，这也是我们的亲身体验。从父母愿不愿意在管教之后拥抱孩子，可以看出父母是不是在动怒的情况下管教。一个真心的拥抱胜过千言万语。

正确的管教态度让亲子关系更亲密

我们特别注意到一个现象，就是当我们用正确的态度管教孩子之后，孩子非但不会惧怕我们，反而跟我们更亲近。每当我们带着爱和接纳的心，按正确的原则来管教孩子，都会尝到美好的果实，不仅孩子的行为得以修正，亲子的关系也更加亲密。

动怒的管教和不动怒的管教，我们都亲身体验过。我们家老二脾气倔强，数不清有多少次我在动怒的情况下管教她，结果造成母女对峙，两败俱伤，得不偿失。但当我能够克制心中的怒气时，情况就有如天壤之别。

比如有一次老二午睡起来之后，一直发脾气，我心里的怒气逐渐上升，我知道此刻无法心平气和地管教她，就叫她回房间反省。她回房后变本加厉，大声哭号，甚至摔东西，我听了心里更气了，但我努力隐忍着。我忍耐了20分钟，等到可以控制自己的怒气之后，才进房去管教她，打她屁股。

管教完之后，我把她抱在腿上，静静地安抚她，什么话都没说，只用爱的抚摸来表示我接纳她。她紧紧抱住我，很满足地坐在我的腿上，态度马上缓和下来。

从小开始管教，长大后行为不失控

如果从孩子很小的时候，就开始在很小的事上——训练他守规矩，孩子就很容易养成听从父母的习惯，不会在事情不如己意时就轻易哭闹、发脾气、耍赖等。很多人都说孩子到了2岁，行为会突然失控，像小霸王一样，英文说是Terrible Twos。我认为这是因为从小没有训练孩子听从父母，到了2岁时，孩子的语言和行为能力突飞猛进，就有本事使坏，以至于行为失控。

我们家四个孩子来自四个不同的家庭，基因、性情各不相同，有外向的、有内向的，有温和的、有倔强的。但他们从小在我们一致的管教方式下，行为都一直有规范，不会失控，所以没有一个孩子到了2岁时就突然变得很坏或不听话。这是我们亲身的经验，感受十分深刻。很多时候训练没有成效，是因为没有守住正确的管教原则，尤其是无法控制自己的情绪，问题是出在父母身上，不在孩子。

经验谈： 顺服的孩子，使父母喜乐

有句话说："管教你的儿子，他就带给你平安和喜乐。"说得真对，顺服父母的孩子，真的会让做父母的心中充满平安和喜乐，这我亲身体验过。

我们家没有吃点心的习惯，偶尔有人送甜点，或是自己买了些喜欢的点心，会在午饭后吃，当作甜点，而不是在两餐之间。这样做不会影响正餐的食欲，也不会吃进过多不健康的零食。

小学一年级的孩子，稚气未脱，老师常会用些糖果饼干作为奖励。发现这种情况之后，我就叮嘱孩子，如果在学校拿到点心，就拿回家来，由爸妈决定能不能吃，因为有些点心确实不健康。如果

是可以吃的点心，就等吃过午饭再吃。

我们家这个做法从老大上学后就开始，老二上一年级后，我又叮嘱一遍，没想到她做得很彻底。在学校拿到点心后，她都会原封不动带回家，看见她那么听话，我心中感到难以形容的喜悦。

很少有孩子不爱吃甜点的，老二也不例外。她把甜点带回来后，当然希望可以吃进肚子，可惜经过爸妈的评估，很多零食都必须被扔进垃圾桶。不过，为了奖励她这么听话，除了口头上的赞美和大大的拥抱和亲吻，我还会给她一小块山楂片，她常常就满足得不得了，也很自豪自己能够有这种自制力。

顺服的孩子，真的会带给父母很多的快乐！

不要"可怜"你的孩子，要"爱"他

大人对小孩子常会抱着一种"可怜"的心态，以至于一步步妥协。对外人，我们可以可怜；对家人，我们要爱。我们对孩子不该是"可怜"，而应该是"爱"。看见孩子哭或是看见孩子不舒服，我们心里会不忍、会难过，但因为我们爱他，就会做对他有益的事。只能暂时解决问题的方法，往往不是最好的方法，而且常会引发更多的问题。

有个网友曾经这样分享说："我们采用百岁医师育儿法，本来一切都很顺利。但有一次因为带宝宝去公共场所，不小心让她生病，结果整整吃了2个月的药。加上在托婴中心又互相传染，在家里和父母也交叉感染，目前都还在吃药。也因为这2个月的生病，苦了宝宝，也累坏了我们做父母的，许多不好的习惯开始养成。以前不用人哄睡的，生病期间晚上不舒服都会抱她，久而久之，宝宝开始习惯要我抱。而且给她吸奶嘴后，一发不可收拾，半夜只要奶嘴一掉，马上大哭，我和先生还得起来眯着眼找她的奶嘴。"

百岁医师说，父母在教养孩子时，必须清楚明白"爱"和"可怜"的差别。在训练孩子的时候，"真爱"有时看似无情，甚至残忍。但是真正爱孩子的父母，当他看见孩子哭着想要对他有害的东西时，不会因此让步，因为他知道那对孩子有害。

爱，有时是一个痛苦的过程，我们必须眼睁睁地看着孩子很想要对他们有害的东西，却得不到。我们必须眼睁睁地看着孩子因为行为不当而受到管教，却又不能在管教的事上妥协。

"可怜"的背后，代表没有希望，但是"爱"的背后，代表着希望。孩子能够得到父母"爱"的管教，他的人生就允满希望。

真爱，很难

我们家老四3岁的时候，曾经跌倒撞到下巴，口腔内缝了三针，外面下唇下方缝了五针，在急诊室哭得很惨。

不过从医院回家后，他就跟平常没什么两样，开心地唱歌玩耍，让我们放心不少。

晚上7点，上床的时间到了，就送他上床。8点多的时候，突然听到老四微微的哭声。我们想到他今天受伤，大概是伤口疼痛，爸爸就进房查看，轻拍安慰他，然后出来。

不久之后，老四又发出微微的哭声。这次，爸爸仍然进房去安慰他。

走出房间后，不到一会儿的工夫，老四又哭了。这次我们决定先不理他，没想到他越哭越大声，爸爸再次进房安抚。

第四次再哭的时候，也是哭得很大声，我说："这哭声听起来像是在发脾气，是不是需要管教了？"老四可能是因为有点不舒服，就在那里大发脾气。爸爸说："如果我一打开房门，他立刻停止哭闹，就是在发脾气。"

果然，一打开房门，老四就不哭了。于是爸爸进去，在他的屁股上打了三下，跟他说不可以乱发脾气，然后走出房间。

就这么一次的管教，老四整晚都没有再哭闹，一觉到天亮。

我对先生说："别人可能会觉得我们很残忍，孩子受伤不舒服，还打他屁股。"可是事实上，孩子"想要的"不见得是他"需要的"，做父母的如果真的爱孩子，就要有明智的分辨力，在两者有冲突时，务必给孩子他真正需要的东西。在老四这件事上，他显然很"需要"好好睡上一觉，但因为伤口疼痛，他心里很不爽，就不断哭闹想引起我们的注意，一直"想要"我们来安抚他。

有时父母为了孩子，需要容许孩子受苦（比如打屁股），如果错把一时的心软当作爱，只会害了孩子。真爱，很难。

训练和管教的摘要分享

一、我们训练和管教孩子，是因为爱他，想要引导他走上正路。

二、在训练和管教之前，要先清楚明白目标是什么，该有哪些前提、原则和做法。

三、父母不可在生气的情绪下管教，正确的管教态度会让亲子关系更亲密。

四、不要"可怜"孩子，要"爱"他。

第十章
喂食物泥疑难杂症篇

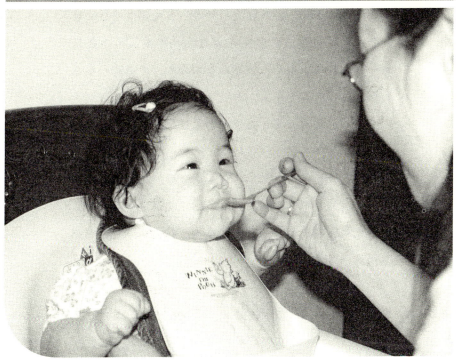

爱吃食物泥的孩子，5分钟内就能解决500毫升

许多妈妈读者来信询问育儿问题，绝大多数的问题，都和喂食物泥有关。我很幸运，带了四个宝宝都没有遇到喂食物泥的问题。我的宝宝都很爱吃食物泥，餐餐都吃得很享受，甚至嫌不够。可是从这些妈妈的倾诉中，我可以深深感受到那种强烈的挫败感。我多么希望自己有能力为大家解决问题，但我不是当事人，不容易了解来龙去脉，就像百岁医师常说的，做妈妈的最了解自己孩子的需要。

　　然而，我曾经通过反问的方式，帮助一些妈妈自己找出问题的症结，进而解决了问题。我发现做母亲的有一个重要的任务，就是要学会自己找答案，而不是找到一个可以给答案的人。所以在本章中，我想谈一些原则和我自己的实际做法，希望可以帮助喂食物泥遇到困难的妈妈，通过检视这些原则和做法，自己找出问题所在，进而解决问题。

　　授人以鱼，不如授人以渔。我所扮演的角色，应该是帮助、引导人学会解决问题，而不是亲自解答问题，毕竟我也没有能力解答所有的问题。但愿本章可以稍稍达到这个目的。

从小训练孩子坐在餐椅上吃饭

刚开始让宝宝学习吃食物泥的时候，宝宝只有三四个月大，还不会坐婴儿餐椅，这时爸妈喂宝宝吃食物泥的姿势很像用奶瓶喂奶的姿势，是把宝宝抱在怀里喂。

但是短短几个月后，宝宝就可以挺直背部坐在婴儿餐椅上了。喂食物泥的时候，要让宝宝好好坐在婴儿餐椅上，这可以让喂食物泥这件事，变得比较容易和轻松。

我们家孩子从小就被训练要好好坐在餐椅上吃饭，除了食物泥是由爸妈喂之外，其他的食物都要自己吃。食物必须吃完了，才能下桌，而且下桌前必须询问爸妈可不可以先下桌离开，每次用餐都是一个学习餐桌礼仪的机会。

端坐在餐椅上吃饭的习惯一旦养成，吃饭时间就不再是爸妈烦恼的时间，因为爸妈不必追着跑来跑去的孩子，很辛苦地喂每一口饭。这可以帮助孩子专心吃饭，不仅有助于消化，也不会让用餐时间拖得很长，是值得培养的好习惯。

吃食物泥对2岁以下的婴幼儿是必要的

百岁医师非常重视给2岁以下的婴幼儿吃食物泥，因为食物泥是断奶后的婴幼儿最容易吸收的摄取营养的食物。从我自己养育四个孩子的经验和周遭朋友喂食物泥的经验，也看到食物泥惊人的功效。如果再加上充足的睡眠，孩子真的长得很健康，不容易生病，即使感冒也很容易康复。

很可惜，使用百岁医师育儿法的妈妈，常会因为喂孩子吃食物泥受到周遭"善意"人士的质疑。其实除了百岁医师有这个看法，我在《温度决定生老病死》这本中医入门书上，也读到一致的见解。作者提到胃肠功能必须正常，吃进去的食物才能被消化吸收，进而给身体的各个器官提供营养。但婴幼儿的胃肠肌肉尚未发育完全，没有力量将固体食物磨碎，所以新生儿必须喝奶，让液体食物不需要任何帮助就直接被消化道吸收。

同样的道理，2岁以下的婴幼儿营养需求量很大，但是一方面他的牙齿尚未长齐，无法充分咀嚼食物，好让胃肠顺利消化；另一方面胃肠发育尚未完全，不够强壮，无法应付大量的固体食物。所以，食物泥提供了最自然、最充足、最均衡的营养，也提供了最容易吸收的方式。

很多人提前喂婴幼儿吃固体食物，虽然孩子吃得下去，却不表示他就能够消化吸收。如果担心孩子无法及早学会咀嚼，可以每餐给他少许固体食物来练习咀嚼，但目的只是练习，不在营养的摄取，所以吃多吃少就无所谓了。

我想要鼓励家有2岁以下婴幼儿的妈妈，继续努力为孩子准备食物泥。你今天的辛苦，绝对不会白费，日后必定会看见回报！

"食物泥"和"副食品"

百岁医师建议的婴儿食物泥和一般的副食品有什么不同呢？市面上有许多谈宝宝"副食品"的食谱书，可是为什么需要大费周章，不断变换口味呢？我想，关键大概在于"副"这个字。尚未断奶的宝宝吃的天然食材煮成的食物，中文把它叫作"副食品"。从字面上来看，副食品的作用在于补充母乳或配方奶以外的营养。也许因为作用只在于补充，所以副食品的食用量不必多，而且要多变换口味，才能引起孩子的兴趣。

可是，吃少量的副食品就表示，孩子主要的营养仍来自母乳或配方奶。百岁医师建议，宝宝应该在7个月大时断奶，之后宝宝所需要的营养就完全从食物泥中摄取。断奶后就不要再给宝宝喝牛奶或配方奶，因为此时再喝奶容易导致贫血，罹患中耳炎的概率也会增加，尤其还会影响宝宝的食欲，让他吃不下营养丰富的食物泥。

"副食品"的食谱，大多不是做成柔顺的泥状，而是有颗粒的口感，对2岁以下的孩子来说，并不能真正地消化和吸收，会影响到孩子的健康。2岁以下的孩子需要吃口感柔细的食物泥，才能吸收到身体所需要的大量营养。

很多妈妈觉得自己的厨艺不好，想到做食物泥就没有信心。其实有好几个不擅长厨艺的妈妈告诉我，本书中提供的食物泥做法真的很简单，完全不需要什么厨艺技巧。我自己也不是厨艺高手，但我做的食物泥，四个孩子都吃得津津有味、欲罢不能，也因为吃食物泥而一个个长成健康的宝宝。

2岁以下、已断奶的孩子，一日三餐光吃足量的食物泥，就可以获得充足的营养，并不需要一边喝奶一边吃副食品。断奶后继续喝奶无益健康，而副食品又需要不断的创意，而且不好消化，实在没有必要。宝宝需要的，是营养完整丰富又均衡的食物泥。最好的食物泥，是自己做的食物泥，因为不添加防腐剂，也可以自己精选健康的食材。食物泥的内容当然可以自由变化，只要掌握几个重要的原则即可，比如淀粉、蛋白质、蔬果等有固定的比例，不加脂肪（比如油或肥肉等），不加人工调味料，如盐、糖、酱油、醋等。

有些人认为食物泥是偏西式的做法，我倒不这样认为，因为食物泥中的淀粉类都以米饭为主，而且我还会加入甘薯。觉得食物泥偏西式的人，可能是因为把食物打成泥，而且口味是甜的，而中国人习惯给孩子喝（比较没有营养的）稀饭。吃食物泥最大的目的，是让孩子从天然的食材中摄取到丰富又均衡的营养，而且可以彻底消化吸收。我想，光是这个目的，就值得父母不怕麻烦地付出了。

只要食物泥的口感柔顺、口味带甜（用熟香蕉调味最方便），而且温温的，宝宝通常会很爱吃。盼望每个妈妈都能够学会自己做营养美味的食物泥，把宝宝养得结实强壮。

孩子吃食物泥不顺利，一步步找出问题所在

很多妈妈在使用百岁医师育儿法时，常在喂食物泥这件事上感到十分挫败。最常见的问题是——孩子爱吃不吃的，吃食物泥不专

心，边吃边玩，甚至不想吃。我想在这里分享几个步骤，引导妈妈们自己找出问题的症结，进而找到解决之道。

第一，食物泥好不好吃。妈妈先自己试试看食物泥好不好吃，够不够甜，口感是否柔顺细滑，温度是否刚好（不要太热或太冷）。如果是这些问题，就很容易改进。甜度方面，若是用香蕉调味，记得用熟香蕉；另外也可以选用一些有甜味的食材，比如南瓜、甘薯、红豆等。

如果一次做好几天分量的食物泥，只留一天的分量在冰箱冷藏就好；其他要放进冷冻库，以免变味变质，要吃的前一天再拿到冷藏室解冻。

第二，每一步都要顺利。从第一次给宝宝吃食物泥开始，不管是一口或好几口，要确定每一步都很顺利。如果宝宝吃得不顺利，却一直加量或加入别的食材，情况当然会恶化。照这个原则去做，会比较容易找出是哪一步出了问题。

跟食物泥有关的事，不管是改变食材、改变喂食量、改变容器、改变喂食时间等，都要观察宝宝的反应，随时记录下来。如果怀疑是某个改变导致宝宝不爱吃食物泥，就试验一下，恢复之前的做法，看看情况有没有改善。

第三，吃食物泥不专心。孩子吃食物泥总是不专心，如果不是食物泥本身的问题（第一点），首先可以看喂食的地方会不会容易让宝宝分心（比如有别人在或别的孩子在旁边玩）。然后要看父母平常是否会训练宝宝听话，如果没有训练宝宝听从父母，宝宝会很容易照自己的意思去做，而不是照父母的意思去做该做的事（吃饭或睡觉）。

如果孩子总是爱吃不吃的样子，看见父母要收起来了才张口，这很明显是他想要掌控。父母如果不想让孩子做主，就要训练孩子，让孩子知道家中是谁在做主。在训练期间父母必须果断，孩子不吃就收起来，不管他是不是又表示想要吃。只要父母坚持一两次，孩子就会知道父母是认真的，不会再轻易摆弄父母。

不过有一点很重要：如果父母平常并没有训练宝宝要听话，那么光在吃食物泥这件事上训练宝宝听话，不见得会有效。因为宝宝如果在各方面都不用听父母的话，那么光在吃食物泥这件事上要听话，可能性不大。

第四，喂奶和喂食物泥的顺序。宝宝在学习吃食物泥的阶段，是先喂母乳再喂食物泥，若是喂配方奶，则是先喂食物泥再喂配方奶。等到每餐可以吃到大约200毫升的食物泥时，可以开始朝断奶的目标前进。若是准备要给孩子断奶，不管是喂母乳或配方奶，都要先喂食物泥。

第五，孩子的用餐时间要固定。以每天喂三餐为例，两餐间隔是5个半小时。每餐喂食的内容、分量和顺序也要固定，不要这一餐喂比较多的奶，下一餐喂比较多的食物泥，否则孩子也许会偏好某一样食物，导致每餐的食量不同。尚未断奶时，喂奶之后就立刻喂食物泥，或是喂食物泥之后就立刻喂奶，中间不要等。

第六，用餐的气氛要轻松愉快。父母可能会因为孩子不吃而生气，这是难免的，但父母仍需要学习心平气和地处理这件事。任何的训练，只要掺入情绪，就收不到效果，这个教训，我们自己当然也是尝到苦头才得到的。孩子不吃，不必生气，直接收起来，饿一餐不会有事的。等到下一餐，孩子肚子饿了，就会吃得很起劲。

第七，两餐中间不要给孩子吃点心。点心不但会影响食欲，而且成分可能不健康。我们家四个孩子在吃食物泥的阶段，都非常热爱食物泥，因为那是他们唯一的食物，而且每天只有三餐吃得到。所以每次要用餐，他们都带着非常期待的心情，如果父母热食物泥的动作太慢，孩子甚至还会急哭呢。

我的博客里有一段家庭录像，是在我们家老四2岁2个月时拍的。当时他一天吃三餐食物泥，每餐吃将近600毫升，3分钟内就可以解决。在录像中可以看到他吃完后，突然大哭起来，为什么呢？

从录像中可以看到，他吃到最后几口时，表情开始有点紧张。而我也预先告知：最后三口、两口、一口，然后比手语告诉他："没有了。"接着我给他看空碗，确定食物泥吃完了。围兜拿下来后，他的表情开始变化，然后大哭起来。他虽然已经吃了足量的食物泥，还是觉得意犹未尽，因为食物泥对他来说，实在太美味了！

（这段录像的网址：http://jeanheidel.blogspot.tw/2013/07/blog-post_18.html）

宝宝吃食物泥时爱吸手指

很多宝宝吃食物泥吃到一半的时候，会吸手指，严重影响到进食，可能也会弄得很脏。遇到这种情况，父母当然需要去训练和引导宝宝不要这样做。

有些父母会在宝宝吸手指的时候，轻轻用手弹他的嘴角，表示不可以这样做。这样做其实不太好，因为我们的手是用来向孩子表达爱的，如果习惯用手来管教孩子，以后宝宝看见我们在他面前抬起手来，可能会害怕，以为我们要管教他。这是我们家曾经犯的一个错误，如今回想，会觉得当初换个方式来解决比较好，比如温柔地把宝宝的手指拉出嘴巴，态度坚定地对他说"不可以"，必要时可以轻打手背。

用玩具去转移宝宝的注意力不是很好的做法，因为我们希望训练宝宝吃饭的时候要专心。做父母的需要动动脑筋，发挥一点创意，学着用合适的方式管教孩子，进而达到训练孩子的目的。

食物泥不好吃

如果食物泥不好吃，宝宝可能不乐意吃。对宝宝来说，好吃的食物泥应该具备三大特点：一、味道香甜；二、温度微热；三、口感柔细。如果做出来的食物泥，不具备这三大特点，宝宝可能不肯吃。

想做到这三点不难。第一，甜的食物泥，是以甜的水果调味，最合适的水果是熟香蕉，因为甜度很高。水果可以煮过，也可以用生的。我个人并没有把水果和其他食材一起煮过，而是在其他食材煮好后，才和熟香蕉混在一起打成泥。其他水果和较甜的根茎类蔬菜如甘薯，虽然也会甜，但甜度都没有熟香蕉那么高。使用熟香蕉来增加甜味，是最直接、最方便的选择。

第二，喂食前要将食物泥加热，这样会比较好吃。食物泥的加热方式，在本书第八章有详细的说明。

第三，要把食物泥打到口感柔细，不要有颗粒，这样吃起来会比较顺口。

投资购买一台性能好又耐用的调理机，其实很值得。我是在用坏了两台调理机之后，才决心多花一点钱买一台质量优良的调理机。用好的调理机打食物泥很有效率，可以轻轻松松就把食物打成口感柔细的泥状，也不会没用多久就出故障，是很值得的投资。

吃食物泥会影响咀嚼能力？

很多父母在喂孩子吃食物泥期间，饱受长辈或周遭人的质疑，他们认为吃食物泥会让孩子丧失咀嚼能力或错失学习咀嚼的时机。

有位读者来信这样说：

目前孩子1岁2个半月，已长出12颗牙，最近正面临着旁人的质疑，他们觉得应该把食物泥做得更有颗粒感一些。甚至先生也开始问我，还要打这么细吗？

我知道先生的担心，因为这一两个月让孩子练习吃水果、碎蛋黄或烤成饼干状的馒头，他都会像碎纸机一样，把食物碎屑吐出来，只吸收水果汁液或是味道。先生问我孩子以后是否不会咀嚼，而且认为泥状的才是食物（或是无法分辨各种食物的味道，因为食物泥是全部混合在一起的）。

但拜读百岁医师育儿法的书，都是让孩子吃食物泥一直到牙齿长齐，我想问，孩子日后真的没有咀嚼的问题吗？

我的回复是：

"你的孩子才1岁2个月，这个时候谈练习咀嚼是早了点。百岁医师认为食物泥至少要吃到2岁，大概断食物泥之前几个月再开始积极练习咀嚼就好。

"之所以需要吃食物泥到2岁多，是因为2岁以下的孩子营养需求量很大，就算牙齿都已经长齐，也无法通过正常的咀嚼吃下那么多食物。很多人就用喝奶来补足不够的部分，但牛奶在这个阶段其实是有害健康的。

"口感方面，食物泥一定要打到口感柔细，吃起来才会顺口。食物泥中不要有颗粒，帮助孩子学会咀嚼的并不是食物泥中的颗粒。

"我们家的孩子断食物泥之后，并没有咀嚼能力的问题。有时刚开始会不习惯细嚼慢咽，没嚼几下就吞进去。但咀嚼能力是一种本能，不咀嚼就无法下咽的东西，很少人会直接吞下去的。"

另外还有一位读者说：

宝宝1岁10个月，已长了16颗牙齿，还不会咀嚼。拿饼干给宝宝练习咀嚼，就是学不会，都是直接吞下去，而且表情很痛苦，时常噎住，要用手把食物挖出来。后来有次噎得我被吓到，再也不敢给宝宝吃饼干了。母亲说，因为一直都是喂食物泥，才会使宝宝不知道食物要咀嚼。宝宝时常把奶嘴咬坏，明明就会咬。要如何才能让宝宝知道，吃的食物要咬而且要咀嚼呢？

我的回复是：

"饼干太干了，他吃饼干的表情痛苦，也许是因为没有咀嚼就吞下去，喉咙感觉到痛。可以试试其他需要咀嚼的食物，比如番石榴、苹果、煮熟的四季豆等。不要给宝宝不用咀嚼就能直接吞下去的食物。

"我们家孩子吃食物泥大多到2岁4个月左右才断，所以你还有将近半年的时间可以训练宝宝咀嚼。吃食物泥的孩子，平常若没有练习咀嚼的机会，确实会不知道如何咀嚼。但我们的重点是要他摄取足够的营养，咀嚼能力是在吃完食物泥后，另外给他机会练习。

"牙齿长齐之后，就可以多给他机会练习咀嚼，你自己可以决定要试什么食物，尽量找他喜欢吃的东西，而且是一定要咀嚼才吞得下去的东西。但刚开始父母要在旁边留意，注意安全，以免宝宝因为还不太会咀嚼，就直接把食物吞下去而噎到。"

该吃食物泥却一直讨大人的食物吃

在孩子吃食物泥的阶段，最怕遇到长辈的阻挠，他们不仅不赞成孩子吃食物泥，还常给孩子吃大人的食物，把孩子的胃口惯坏，以至于孩子一直讨大人的食物吃，不肯再吃食物泥。这是大人帮他养成的习惯，所以想要解决这个问题，还是得从大人着手。

我们家四个孩子都没有一直讨大人的食物吃的情况，他们都很爱吃食物泥，即使食物泥的口味餐餐大同小异。想要顺利喂孩子吃食物泥到至少2岁，关键在于大人的态度和做法。因为我们知道食物泥能带给孩子真正的营养，能让孩子的肠胃好好地消化吸收，所以在孩子的牙齿尚未长齐的时候，我们不会在孩子吃完食物泥以前，给他吃别的食物。

训练孩子就是这样，不管什么事，只要一次让步、一次妥协、一次不一致，孩子就会不断挑战你的极限，直到你认输。这也是我们的亲身经验。

牙齿没有长齐，咀嚼不完全，吃一般的食物就吸收不了多少营养。更何况有些大人给的白饭、白吐司本身就营养单一，无法满足孩子成长的需要。牙齿还没长齐的孩子，其实还不需要练习咀嚼，提前给孩子吃大人的食物，只会惯坏他的胃口。

如果孩子已经养成坏习惯，一直要讨大人的食物吃，一方面可以重新训练，规定他不吃完食物泥就不能吃别的食物；另一方面可以调整用餐时间，尽量在大人吃饭之前先喂孩子吃食物泥，以避免不必要的冲突和紧张。

让孩子习惯全家用餐的时间

曾经有两个朋友跟我提到，带吃食物泥阶段的幼儿上馆子时，孩子会在大人吃饭时哭闹。经过询问，才发现他们在家用餐时，会让吃食物泥的幼儿自己待在房间里玩，所以孩子平常很少看见家人用餐的情景。因此，偶尔外出上馆子的时候，那场景对孩子来说是陌生的，就容易发生一些状况。

用餐时间可以让幼儿跟家人在一起，让他习惯家中的用餐习惯和气氛。我们在家用餐时，不会刻意把吃食物泥的幼儿关在房间里，但也不必让宝宝一起坐在餐桌上看我们用餐，让他在旁边的地上玩就可以了。

如果宝宝习惯看父母用餐的样子，上馆子的时候，也许比较不容易出状况。我们家每周六中午会上馆子，让妈妈休息一天，不用辛苦地做午饭。孩子还小的时候，外出上馆子时，都是跟我们一起坐在餐桌上。该吃食物泥的时候，我们会喂他。吃完食物泥后，孩子会乖乖地坐在椅子上自己玩。如果孩子已经长了牙齿，我们会给他餐桌上的一些食物，让他练习咀嚼。可能是因为我们很注重这方面的教养，孩子都不会吵着要餐桌上的食物吃。不过也可能因为孩子爱吃食物泥，吃完食物泥之后很满足，就不会对桌上的食物太感兴趣。

育儿遇到问题，百岁医师怎么说？

百岁医师说，育儿遇到问题时，不能只看表面，而要找出根本的原因。我们不能强迫孩子出去玩，而是要帮助他有体力，让他自然想去玩；我们不能强迫孩子吃，而是要帮助他有体力，让他自然想要吃。这些都是很简单的道理，只要稍微想一想，就会懂得身体的运作原理。

许多家庭花很多钱买各种含糖饮料、牛奶、饼干等没什么营养甚至有害健康的东西，这是花钱来摧残孩子的身体。这些钱其实可以拿来买好的肉类、蔬菜、水果和非精制的谷物，我们应该花钱让身体更健康才对。

所以想要孩子健健康康地成长，就要给他正确的饮食、充足的睡眠，鼓励他多到户外，天天运动，并且不要吃对身体有害的东西。

喂食物泥疑难杂症篇的摘要分享

一、从小训练孩子坐在餐椅上吃饭，养成好的用餐习惯。

二、食物泥一定要做得好吃。

三、孩子吃食物泥不顺利，可以一步步找出问题所在。

四、吃食物泥不会影响日后的咀嚼能力。

附录一
读者分享

　　《这样做，宝宝超好带——百岁医师教我的育儿宝典实践篇》出版五年来，我得到的最大收获就是认识了许多妈妈读者，并和她们成为朋友。我很感恩认识这些妈妈，她们真心关怀我，经常鼓励我、肯定我，也通过实际的行动帮助我。

　　很开心可以在增订本中跟大家分享其中几位妈妈采用百岁医师育儿法的甘苦谈。希望借着她们分享的经验，能够使更多的妈妈读者感受到，在育儿这条路上她们并不孤单。除此之外，也可以让她们看到实行百岁医师育儿法其实也没有那么困难，而且成功之后所带来的喜悦是难以言喻的。

2012年10月17日　林彦君

　　惠珺你好：这个暑假平安产下老二，是个可爱的女儿。她似乎跟你家的老二一样，精力充沛，哭声洪亮，训练她睡过夜及规律作息也是耗了一阵子。不过在满2个月的前一天，终于可以睡过夜；3天后，建立每4个小时喝一次奶的作息；10天后，省略第五餐。

目前我请了育婴假，接回了1岁9个月的老大，开始过着忙碌的育儿生活，可以体会到你所说的"生活绝无冷场"。之前老大在8个月之后是公婆带，在那之前我已经训练好了他的作息，每次煮一周用的食物泥，放在婆家的冷冻库再加热食用。

如你所言，每个长辈都对食物泥看不顺眼，不过我仍然坚决地做食物泥直到生产前一刻，之后坐月子真的就无法再做了。老大便在1岁半时停掉了食物泥。

上个月开始自己带两个孩子，每餐吃稀饭，把食物剪碎让老大吃。看了你写的那篇《吃食物泥对2岁以下的婴幼儿是必要的》，我决定恢复食物泥。毕竟可以吃到2岁半！只有我们做食物泥的妈妈，才能体会它的美好及营养。

但是有几件事情真的很困扰我：一、老大当初吃食物泥的时候，没有养成良好的用餐习惯，尤其喜欢吮吸大拇指，已经这样吃了一年了，我深知"训练，不要重新训练"的苦。让他不要在餐椅上吃手真的好难。我平常用杖管教都还有效，但实在不知道为什么在餐椅上即使用杖管教，他还是照样吃手。我观察到他似乎都是半饱之后开始吃手，但又没有完全吃饱，所以真的很犹豫，是否应该在他吃手屡劝不听时就让他下餐椅。但是又很怕以后演变成只要他不想等大人吃完才下桌，就吃手给我们看，借此挑战我们,让我现在着实为难。

二、现在他已经可以自己拿汤匙,虽然有时还是会掉些食物在桌上,当他不小心撒掉时,应该要马上擦掉吗?还是全部吃完再清理?

三、我们让他不要吃手他就不高兴,然后就去抓食物,当然我会制止他这么做。这样他就更不高兴,把食物往餐椅外丢,如果我去制止,他就会尖叫。我真的好无力,可是我知道,虽然现在训练是很辛苦,是晚了点,但不能再晚了,之前养成的坏习惯到底该怎么纠正过来呢?我到底要坚持多久呢?在餐椅上该如何管教,同时又能保持愉快的气氛?天哪!我真的快疯了。

*　　　　*　　　　*

〔惠珺回复〕

很高兴你让老大重新吃食物泥。从你的问题来看,老大当初吃食物泥就没有养成好习惯,所以现在训练起来确实比较困难,但也不是不可能。我先生提供了以下几点建议:

一、用杖管教不适合用餐时刻,因为会让吃饭变得紧张、不愉快。

二、应该由妈妈决定孩子该吃多少,不是由孩子决定。

如果孩子吃到一半开始吮手指,你下一餐就只准备一半的量,然后再逐次加量。这样做,孩子到了下一餐就比较饿,也许会有帮助。

喂食物泥的时候,务必让孩子的手放下来,只要孩子的手一上来，就轻轻地把他的手压回去，用温和的语气说"不可以"。虽然需要训练和管教，但用餐气氛仍要尽量保持轻松愉快。

我可以体会你那种快疯掉的心情，因为我也常常这样。不过你还是得想办法让自己冷静，用温和的态度来训练孩子。可以先训练别的事，让孩子先养成听话的习惯，让他明白不能用尖叫或乱丢东西来挑战你的权柄。

你让孩子自己拿汤匙吃饭，是指吃食物泥吗？我知道有些2岁以下的孩子可以自己吃食物泥，但我们家都是由大人喂到断食物泥为止，只有练习咀嚼的食物，才让他们自己吃。

所以关于这一点，我认为可以从各方面的训练着手，而不只是针对吃食物泥。孩子如果被训练得听话，不管做什么事都会听话。

*　　　　　*　　　　　*

2012年11月21日　林彦君

距离我上次留言发问，已经一个月的时间了。我遵照你建议的方法，取得了很大的成效，我也很感动，想在这里与你和其他的读者分享。

我的小孩之前是公婆带，吃食物泥的习惯很不好，一定要吃手才能够吃食物泥。旁人总以为是他不会吞咽，所以只好自己用大拇指推进喉咙。大人把他的手指拉出来他就会尖叫，而且常常要吃不吃的。

到了1岁半，情形更加严重。那时候我坚持做食物泥到产前最后一刻，每次都得做10天的分量。做过食物泥的妈妈，就知道那有多辛苦。

到了坐月子的时候，我无法再做食物泥（本来可以帮忙的老公，在这时候也只能照顾我），而且一大堆亲友来看我的时候，都会提不要吃食物泥了。他们的理由不外乎以下几个：一、不会咀嚼；二、不会说话（我儿子到1岁半只会说"妈妈""嬷"，连"啊"都不会发）。他们也希望孩子不要再吃大拇指。

等到产假结束，我把老大接回来自己带，就放弃了做食物泥的念头，每餐都吃粥。可遇到最大的问题就是，他的确可以吃粥，但是吃得少、吃得慢，每餐都要花1个小时的时间。

看到惠珺再次提到食物泥的文章，我思考了很久，决定再次让他吃食物泥，天晓得那是多么艰难的决定。

我在这里留言发问，很感谢惠珺还与先生讨论，解答我的问题。我尽量让用餐气氛愉快，食物泥由妈妈喂，其他练习咀嚼的食物让他自己用汤匙吃，温和但坚定地重复把他的大拇指从嘴巴里拿出来。

我只能说重新训练的时间是多么的漫长，每一餐都要用"稳定加愉快"的表情，来面对他可能会发生的所有状况。一开始，他看到食物泥很抗拒，一口都不吃，我只好让他饿一餐，外表虽然镇定，内心却很煎熬；他也曾用餐前就哭个不停，甚至坐到餐椅上还在哭，我只好把他隔离一下，让他哭完再继续吃。

就这样持续了三个礼拜，真的很难熬。正当万念俱灰、快要放弃时，我儿子竟然开始规矩且开心地吃食物泥了。当他完美地吃完第一餐时，我内心十分激动，原来，惠珺书上讲的"食物泥只要吃10分钟"是真的，而且我之前被宠坏的儿子竟然也可以做到。我真的好开心，好开心！

虽然他的食量并不稳定，但我不再担心他有没有吃饱。虽然老人家喂他时他还是会坚决不吃，但是至少在我坚持不给他吃点心的情况下，下一餐他会就饥肠辘辘，乖乖吃食物泥。这样的用餐情况已经持续10天了，我想跟大家分享我的喜悦，也希望能够给读者一些鼓励。

*　　　*　　　*

2012年11月23日　Grace

孩子愿不愿意好好吃食物泥，和大人的态度紧密相关。只要是对孩子好的，真的要坚持一点，特别是营养的摄取，这和健康有直接的关系。

老实说，4个月前，我差一点也要放弃喂食物泥了，因为那阵子孩子突然非常抗拒。我本来打算要改成以泥粥为主、食物泥为辅，然后再改成只吃泥粥。

结果那阵子既做泥粥，又做食物泥，把我给忙翻了。偏偏孩子吃泥粥吃得很慢，每餐要花1个小时，让我很受挫。

感谢老天，当时我看到上面这两篇提问和回复，决定重新坚持以食物泥为主。我家小子每次吃食物泥的时候，名堂都超多。不过，差不多从那时候起（1岁8个月），终于能够好好地专心吃了。

*　　　　*　　　　*

2013年7月27日　Michelle

回娘家陪父母两周，他们都很惊讶10个月的宝宝可以吃下两碗食物泥，而且营养均衡，他们从来没想过可以这样养孩子。后来我也协助姐姐制作食物泥。外甥7个月才开始吃副食品，之前只喝母乳，整个长不大的感觉。吃了食物泥之后，没多久就养大不少，孩子也吃得开心。父母笑着说，孩子吃得比大人好呢！

*　　　　*　　　　*

2014年6月26日　Becky

真的很感谢百岁医师，我本来是什么都不会的生活白痴，到现在却能独当一面，做主妇，带小孩。我和身边的朋友们分享，说我带孩子很快乐，她们都张大了嘴，说我是奇葩。其实，我就是照着百岁医师的方法一步步走，生活有规律，心情就好了。我的大儿子现在1岁3个月，我很期待九月第二个小孩的来临。

*　　　　*　　　　*

2014年7月4日　Lily

我家两个孩子都是满月就睡过夜，3个月大晚上连续睡12个小时，4个月大开始吃食物泥，5个多月断奶，真的很棒呢！最重要的，就是妈妈真的要很清楚地知道孩子的需要是什么，不用跟人比较。

现在孩子虽然很好动又调皮，但是好可爱，情绪也稳定，很少乱哭闹。出门买东西他们也不吵着要买，很好沟通和说理。真的太爱丹玛医师了！

*   *   *

2015年5月7日　Grace

我采用百岁医师育儿法已有四年多，全家都是这套育儿法的受益者。

我和老公热爱旅行，喜欢爬山。我们按照百岁医师育儿法，给孩子固定的作息和健康的饮食。孩子情绪平稳，身体健康，精神好，我们就能够按照孩子的作息安排旅行。孩子出生前，是夫妻两人四处游玩；孩子出生后，是全家四处游玩。大人心情愉快，小孩也能开开眼界，接受家庭以外的刺激。

因着孩子的作息，我们的作息也跟着变得正常；因着孩子需要健康天然的饮食，我们的饮食也跟着越来越健康；为了给孩子好的身教，我们家都不买零食了，这些都是额外的收获。

我有两个孩子，分别是4岁5个月和1岁5个月，两个都是百岁医师育儿法带出来的宝宝。我是在老大满月后，才接触到百岁医师育儿法的，一读完书便立刻执行固定作息（那时候担心趴睡，就给老大侧睡）。满4个月后，开始吃食物泥，1岁内断奶，食物泥吃到2

岁多。

老二则是从医院回到家就固定作息，并开始趴睡，当天居然就会转头了！也就是说，他不会固定脸朝哪一边，会自己换边。这个发现让我和老公非常惊奇，原来刚出生几天的小宝宝就有这样的能力。

老二满3个月就开始吃食物泥，也是1岁内断奶，到目前为止仍是每餐吃妈妈做的食物泥。

由于老大是用百岁医师育儿法带的，我们深深体会到这套育儿法的好，带老二当然也是用这套育儿法。有了带老大的经验，带老二就驾轻就熟了。现在回想起来，老二出生后，最累的时段就是坐月子的那一个月。

用百岁医师育儿法的父母，要学会判断孩子的哭声，学会清楚知道孩子的"需要"与"想要"，这些对新手父母都不是件容易的事，常常会天人交战。但只要把这些重点把握住，就会觉得越来越轻松。这个轻松是指心情上的轻松（有快乐的妈妈就有快乐的小孩），身体上当然还是会累，但是因为有固定的作息，孩子睡眠时间固定，大人也能早点休息，就长远来说是渐入佳境的。

每天晚上，孩子上床睡觉后，跟老公聊起孩子一天的状况，我的嘴角都是笑的。想到有这两个可爱的孩子，我心中除了感谢还是感谢。

百岁医师育儿法也许执行起来不是那么容易，很多时候必须非常坚持，但这些坚持都不会白费。只要知道这么做是为孩子好，是因为爱孩子，就比较容易坚持下去。

自己带小孩，从短期来看，少一份薪水，在经济上会吃紧许多，但从长远来看，是非常值得的投资。我很享受自己带小孩，享受用百岁医师育儿法所带来的美好成果。

我的孩子听父母的话，也很有自己的想法，我和老公因此常常感到快乐。看过我家小孩的人，都说他们好爱笑。其实只要坚持用百岁医师育儿法带孩子，孩子情绪平稳，身体健康且精神好，每天都会有灿烂无比的笑容。

我真心鼓励所有父母，夫妻俩携手努力，用百岁医师育儿法带小孩。和孩子这么密切的相处就这几年的时间，虽然辛苦却也短暂，有许多快乐和成就感是用钱买不到的，而且这些回忆是无价的。

用心把孩子带好，孩子越大，父母会越轻松。孩子没带好，将会成为父母一辈子的牵挂。

附录二
如果你想了解收养

　　爸爸骑着脚踏车，前面的藤椅载着老三，后面的安全椅载着老四，妈妈骑着脚踏车，后面的安全椅载着老二，跟在妈妈后面的，是自己骑着脚踏车的老大，全家浩浩荡荡经过小公园。

　　迎面而来一个陌生人忍不住惊呼："你们家到底有几个孩子啊？"我们停下脚踏车。

　　"四个。"

　　"四个！你们好勇敢，生那么多。"

　　"不是我们生的，都是收养的。"

　　"收养？！怎么不自己生呢？"

　　"生不出来啊。"

　　＊　　　　　＊　　　　　＊

上述场景是经常在我们生活中上演的一出戏码，每次别人惊讶的反应，都令我们莞尔。

很多第一次见面的人，知道我们家的孩子全是收养的之后，会表示出对收养的兴趣，想对收养有更多的了解。有些人是自己想要知道，有些人是帮不孕的亲朋好友询问。收养要多少钱？收养需要什么条件？要去哪里收养？要怎样才能选到这么可爱的孩子？他们的生父母是什么样的人？因为这个缘故，我们才想要写这章附录，来解答一般人心中对收养的疑惑，并且帮助有兴趣收养的夫妇了解收养的整个过程，进而采取行动！

只是个正常的家庭

我们常会忘记自己的孩子是收养的，平常我们很少想到收养这件事，只有在跟别人谈我们的家庭时才会想到。有些初次认识的人，知道我们家孩子是收养的之后，会问："这两个是姐妹吗？"或是问："这两个是兄弟吗？"我第一次听到别人这样问时，脑筋一时转不过来，就回答说："对啊，他们是兄弟。"然后我才恍然大悟，原来对方觉得我们的孩子长得很像，以为是从同一个家庭收养的孩子，甚至有人误以为我们家两个女儿是双胞胎，也有人误以为我们家两个儿子是双胞胎。

在我们心目中，他们就是我们的孩子，就只是正常、活泼、像白纸般单纯的孩子，每一个都渴望我们的爱，每一个都爱他们的爸爸妈妈，每一个都有许多潜力，都有许多尚未发掘的天分。他们就跟正常的孩子一样，会笑，会哭，会拥抱，会亲亲，会高兴，会闹别扭。

我们这六口之家，成员之间都没有血缘关系，但我们跟别的家庭实在没有什么两样。我们常常看着自己的孩子，心想我们多么幸福，能够拥有这么棒的孩子。短短几年前，我们还千方百计想要生儿育女，却求之不得，医生也束手无策。但现在我们家的鞋架摆满了鞋子，我们的大鞋旁边摆着各样尺寸的小鞋，墙壁上挂了许多小外套，爸爸的大帽子旁边也挂着许多小帽子，曾经宽敞、安静、祥和的家，如今挤满了人，一天到晚听到笑声，还有小脚丫跑来跑去传出的"啪嗒啪嗒"的响声。那哭声呢？当然也有！

决定收养，并且决定继续收养，使我们的生活变得多彩多姿，生命变得更丰富，难以用笔墨形容。收养使我们的人生变得更有意义，带给我们许多喜乐，并且让我们把焦点从自己身上转移到别人身上。

很多人知道我们收养了四个孩子之后，都很好奇，想要进一步了解收养，也许你也是一样。

收养不如亲生？

大多数的中国人似乎无法接受收养，即使真的收养了孩子，也觉得难以向人启齿。也许收养意味着夫妻不孕，这当然不是一件光彩的事。中国文化重视传宗接代，收养的孩子无法在血缘上传承，也许这也是很多人难以接受收养的一个原因。当别人乍听我们的孩子是收养的，第一个反应往往是："你们为什么不自己生？"我们听了总觉得意思好像是——收养不如亲生。其实每个孩子都是一个宝贵的生命，除了没有血缘关系，除了没有从自己的肚子里出来，我们实在想不出亲生和收养有什么差别。

我们怎么看收养？

2009年，台湾地区的生育率据说是全球最低，不孕的夫妇有很多，未婚生子的情况很多，弃婴也很多。针对这些问题，收养似乎是最明显的解答。我们觉得收养是一件美事，将没有父母的孩子送进想要孩子的家庭，还有什么组合比这个更完美？

正确的收养观

收养的核心问题是告知身世，所谓告知身世就是让养子女知道自己的身世，知道自己是被收养的，知道抚养他的父母并不是他的亲生父母。想象一下，如果你收养了一个孩子，当你想到告知身世这件事时，可能会觉得太难了，你做不到，可是告知身世其实一点也不难！收养是一件好事，很多人不敢告知养子女的身世，主要是出于无知的恐惧。其实只要对它有正确的认识和态度，告知身世一点都不难，根本不必害怕。

从悲剧到祝福

经过上课、准备文件、递交申请和家访这个漫长的过程，等待终于结束，我们带孩子回家了。接下来是去法院出庭，等候裁定书和确定书，迁入户籍，更改姓名。当整个收养手续完成后，我们生活的焦点，很自然地就转移到家中来了一个新成员的喜悦上。许多父母之前为了得到一个孩子，耗尽心神，劳民伤财，结果仍一无所获，所以在此刻觉得特别感动，觉得自己何其有幸能够得到这个莫大的祝福——现在他变成我们的孩子了。因为这个缘故，此刻很容易忘记另一头的故事，很容易忘记这个莫大的祝福来自一个莫大的悲剧。

有一件事，养父母应该谨记在心，那就是这个世界对每一件事应该怎么做，都有其理所当然的看法——比如我们收养的这个孩子，其实应该由别人抚养长大才对，这个别人就是他的生父母。我们能够得到这个孩子，享受这个祝福，原因只有一个——有个悲剧发生了，这个孩子的生父母无法抚养他。不管是因为生父母已经过世或是无力抚养，这都是个悲剧，因为孩子由生父母抚养长大，由生父母疼爱，是一件天经地义的事。

所以从我们带孩子回家那天起，他的生父母要面对的是一个悲剧，他们必须重新振作起来，继续过日子。但是我们这些养父母，得到的是一辈子的祝福。那孩子呢？孩子得到什么？他得到祝福，也得到悲剧。

我们这些养父母有时会希望能够忘记这悲剧的一面，继续过自己的日子就好，但是我们的孩子没有这个选择。将来有一天，他会恍然大悟，原来爱他、养他的父母并不是他亲生的父母。我们愿不愿意和孩子一同走过这条艰辛的道路？愿不愿意去了解孩子在明白自己的身世时，为自己的身世感到悲哀的心情？我们愿不愿意在孩子向我们倾吐这份心事时，好好听他说？我们愿不愿意放下自己的恐惧，容许自己去体会孩子的感受？我们愿不愿意陪孩子一起哭？

"我一直都知道。"

我们在告知身世这件事上的目标是，当我们的孩子长大后，他们不会记得是在什么时候发现自己是被收养的。所以如果有人问："你是什么时候发现自己是被收养的？你有没有感到很吃惊？"他们可以诚实地回答说："我不记得是什么时候知道的，从我有记忆起，我一直都知道自己是被收养的，所以没什么好吃惊的。"

如果我们从小就不断地跟孩子谈收养的事，随着孩子渐渐长大，他会越来越明白收养的含义。当他终于明白收养是怎么一回事时，心中可能会感到痛苦，我们不希望他独自去面对这个痛苦，我们想要尽力帮助他走过这个过程。

越早告知孩子的身世越好，因为这样对孩子的冲击最小，他不会记得是什么时候发现自己被收养，不会在知道的那一刻有一种天塌下来的感觉。

想象一下，如果你突然很意外地发现自己是被收养的，你会有什么感受？想象你突然发现，拉扯你长大的父母并不是你的亲生父母，你会有什么感受？

我们都听过王建民的故事，他一直到高中的时候才发现自己是被收养的，当时无法接受这个事实，差点不想再打棒球，后来经过家人的开导，心情才平复下来。对这样的人来说，这件事会成为他心中永远的痛。

我们不希望孩子经历到这种突如其来的惊吓和打击，以至于影响到他一生的幸福。

因为告知身世这么重要，所以我们相信，从一个人对告知身世的态度，最能看出他是不是已经准备好要收养孩子了。

早一点说，并且常常说

每个人迟早都会想知道自己是从哪里来的，被收养的孩子也不例外。他们不是我们亲生的孩子，但是我们收养他们，将他们视如己出。我们相信父母应该在孩子能够听懂一些话时，就尽早告知孩子的身世，并且根据他们能够了解的程度，来决定说些什么，每个阶段说的话都不一样。我们从一开始就向孩子坦白这件事，并且把握每个机会帮助他们明白收养是什么。

我们尽量准备好可以随时诚实并且用心地回答孩子的疑问，"告知身世"不只是一次而已，父母和孩子势必会持续有这方面的对话，我们相信这样做会让亲子关系变得更深入、更紧密。

怎么跟孩子说?

怎么向两三岁的孩子解释收养呢？可以用照片或讲故事的方式。比如我们去孤儿院接老大时，在孤儿院照了几张照片，我们就用这些照片告诉老大说："你的生母生下你，但是不能自己照顾你，就把你交给我们照顾，让我们做你的爸爸妈妈。你看这张照片是我们去孤儿院接你的时候拍的，你一直在睡觉，都没有睁开眼睛，后来还一路睡到家才醒来呢。"

我们家老大很喜欢听这段故事，常要我们讲当初去接她的情形，她一点都不觉得这是一件羞耻的事。

后来我们收养老二的过程，老大因为全程参与，就对收养有了更进一步的了解。我先生画了这张可爱的图，描述我们一家三口去接老二回家的情景。我们用这张图再次向老大解释收养是怎么一回事。

我们说左上角这个人是妹妹的生母，她生下宝宝，可是自己没有办法照顾宝宝，所以决定把她交给可以照顾这个宝宝和爱这个宝宝的家庭——就是我们！为了帮助老大记得更清楚，我先生画了我们坐飞机去的情景，最下面是我们去接妹妹，右上角是我们回来后，变成四口之家了。

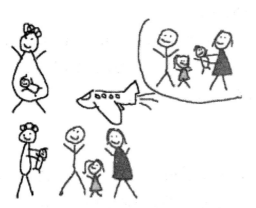

除了这张画，我们当初去接老二时，在旅途中照了一些照片，在机构初次见到老二时，也照了相。所以我们每次重

看这些照片，都可以重新解释一遍收养是什么，让孩子从小就习惯自己被收养的事实。

另外这张画是描述我们去接老三回家的情景，我们用这张画向老大和老二解释收养是什么（这次我们是乘高铁去的）。

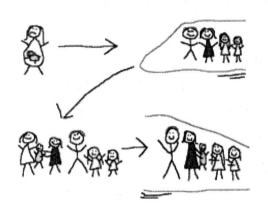

这张图比较难画一点，因为要把那么多人画进去！首先左上角这个人是老三的生母，她怀孕时很难过，因为她不知道孩子生下来后该怎么照顾他，她连自己都照顾不了。那右上角这些人是谁呢？有一家人坐高铁要去一个地方。咦，这不就是我们吗？然后在左下角这里，这个妈妈看到我们就很高兴，因为她找到了一个可以照顾她宝贝孩子的家庭。右下角是我们家，刚刚增加了一个新成员，现在我们是五口之家了，而且每个人都笑容满面。

等到带老四回家时，我先生就没再画图了，大概是因为人太多，挤不进画里了。

怎么解释生母是谁?

每次周遭有朋友怀孕,我们就把握机会叫孩子看孕妇的大肚子,告诉他们里面有个宝宝,等宝宝长得够大了,就会出来。宝宝从谁的肚子出来,那个人就是他的生母,所以虽然你不是从妈妈的肚子出来的,但我还是可以当你的妈妈,还是可以爱你、照顾你。

收养的风险

也许你曾在新闻报道上或从朋友口中得知,某对夫妇想收养孩子,却在收养过程中情感受创,到头来仍然膝下无子。没错,就像前面提过的,孩子需要被收养是因为有一桩悲剧发生了,当我们去接近这个悲剧,有时难免会被这桩悲剧所带来的痛苦波及。

有些人会觉得整个收养过程太麻烦、太花时间,要准备那么多证明文件来提出申请,要等那么久,日后可能还要按照机构的要求,定期提供孩子的近况和照片。但是我们很乐意为这个宝贵的孩子经历这一切麻烦,甚至再多的麻烦也不在乎,因为我们想要给这个孩子一个真正的家庭,一个能够爱他、照顾他的家庭。

其实大多数的收养过程都很顺利,从新闻上听到收养失败的案例,都只是极少数的例子。虽然如此,收养仍有情感受创的风险,但人生中所有的真感情不都是这样吗?所以收养当然也不例外。也许从下面这个角度来思考这件事会对你有帮助:眼睁睁看着孩子处在水深火热之中,我们会不会因为怕自己被波及,就不肯伸出援手,任凭孩子受苦受难?

试养期

　　收养人务必要记住，当我们第一次带孩子回家，在还没有到法院出庭，还没有收到法院的裁定书和确定书之前，收出养双方都有权利改变主意。有些收养机构会称这段时间为试养期，试养期一般都要3到6个月。

　　就法律而言，作为收养人在试养期内并不是孩子的父母，只是代替生父母来照顾这个孩子而已。不管我们喜不喜欢，生父母也许会改变心意，决定自己抚养孩子。这对收养人来说，当然很难接受，因为在照顾的过程中，我们很快就会爱上这个孩子。刚开始我们只是暂时的照顾者，但随着日子一天天过去，我们越来越了解这个孩子，就会很自然地对孩子生出浓浓的父爱和母爱。

　　如果生父母改变主意，虽然作为收养人可能会很痛苦，可是这时最好的做法就是放手，祝福对方，希望他们接受这个大挑战后，能够好好地把孩子抚养长大。我们应该尽量把焦点放在孩子的利益上，而不是放在自己此刻的损失上。外面还有很多孩子需要家庭，我们必须振作起来，再试一次，并且感恩过去这段照顾的时间，因为能有机会为这个孩子带来一点影响。

　　其实通过机构收养时，机构的社工通常会和生父母有许多沟通和辅导的机会，机构会评估生父母出养的意愿。如果能够进入试养期，大多数的生父母是不会改变主意的，那么收养父母就要很感恩，因为我们竟然能够代替生父母来养育这个孩子。

收养常见的问题

每当我们跟别人谈到收养，大家都会问到相同的问题，以下要回答几个常见的问题。

问：真的有必要让我的孩子，在这么小的年纪就面对这么沉重的事吗？不能等他们长大后再告诉他们吗？能不能永远都不告诉他们？

答：会问这样的问题，基本上是担心知道身世对孩子来说是一件太痛苦的事。这样想当然是出于好意——你想要保护孩子，不希望孩子痛苦，但有时候，经历短暂有限的痛苦反而是好的，因为可以避免未来遭受更大的痛苦。

所以父母在告知身世这件事上，千万不可感情用事，必须面对现实，考虑清楚。抱持下面这个想法会很有帮助：如果我们等他长大后，再告诉他被收养的事实，我们只能保护现在的他，不让他现在感到痛苦，即使现在所面对的是轻微且承受得住的痛苦；可是这样做就不能保护到以后的他，反而会让他以后要面对沉重甚至可能承受不住的痛苦。真正的爱和坚定不移的爱会牵着他的手，带他走过现在短暂而轻微的痛苦，好叫他将来不必承受更大的痛苦。

等他大一点再告知身世的另一个问题是，这会迫使我们欺骗孩子，不是对他说谎（"没错，我是你的生母。"），就是从来不正面谈他从哪里来的问题，让他很自然地以为他跟别的孩子一样，都是跟亲生的父母在一起。但不管是哪一种，其实都是说谎。

可是每一个孩子都需要能够百分之百相信自己的父母，所以我们必须告诉孩子真相。我们不必一下子全盘托出，只要说出孩子能承受的部分就好，就算他还不懂也没关系。如果我们想跟孩子维持一个健康的亲子关系，就需要对他完全诚实。孩子需要能够信任我们，他需要对我们有最大的信任，相信我们绝对不会对他说谎，绝对不会欺骗他。

如果我们真的等到以后才告诉他身世，等他大一点的时候发现了（他迟早都会发现，即使你决定永远不告诉他），到时候对他会是双重的打击。首先他会发现我们这些年来一直在欺骗他，再就是他必须突然毫无预警地去面对这个可怕的事实，很多时候这个事实还附带一段不可告人的过去。

问：我应该怎么说？好难开口向孩子告知身世。

答：没错，告知身世有可能很尴尬，而且很可能你永远都不会觉得自己已经准备好可以说这种事。第一次开口总是有点可怕，想到要对孩子说"你是我们收养的孩子"，就觉得难以启齿。但就是因为这样，才要早一点开始讲。当孩子两三岁时，你告知他的身世，他很可能什么也不懂，所以你讲得好不好都没关系，你可以把它当作练习，将来等他渐渐可以明白时，你就可以讲得比较顺畅、比较自在，也比较知道怎么讲最好。

重点是早一点开始这样的对话，这是你和他一辈子都会有的对话，所以何不从现在就开始让自己习惯这个对话？

问：如果我告诉孩子，说他是被收养的，他会不会就不爱我了？

答：如果等他长大了你才告诉他，他会觉得非常受伤，有可能从此破坏了你们之间的关系。可是如果你从他小的时候，就开始明智地帮助他面对这件事，他会因为你这样做而爱你、尊敬你，这反而会为你们的亲子关系打下稳固的根基。

问：等孩子到了18岁会怎样？他会不会去寻根，永远离开我？

答：你不要怕孩子会跑掉，你只要爱他，尽最大的能力养育他，就可以为你们之间建立起亲密而良好的亲子关系。即使他以后见到了亲生的父母，你们的关系仍会持续一辈子。

问：生父母会不会来看孩子？

答：通过机构的收养，生母不能直接和收养人接触，当她想了解孩子的近况时，必须到机构看收养人提供的报告、照片或录像。经过法院裁定的收养，生父母会失去所有的亲权，也就没有探视孩子的权利。

问：你们如何能养这么多孩子？

答：我们不打算送孩子上补习班和辅导班，因为我们自己可以教他们、照顾他们，光这样做就可以省下一大笔费用。我们不需要买昂贵的东西，不需要买昂贵的手机或汽车，不需要买高档的鞋子和衣服，这些在我们的人生中并不是最重要的东西。只要省着点用，只要现在够用，我们相信船到桥头自然直，将来也一定可以维持。

问：如果家里有亲生的孩子，又有收养的孩子呢？

答：我们家没有这个问题，因为四个孩子都是收养的。但我们有个朋友是这种情形，他是个小学校长，有两个亲生的孩子和一个收养的女儿。他说那时候他们亲生的孩子还很小，他们也不了解收养是什么，就觉得这只是人生中很自然的一件事，甚至以为所有的婴儿都是从孤儿院来的，所以有时他们会说："我们再去孤儿院抱一个宝宝回家！"

他们家每年都会过一个叫"带你回家"的节日，来庆祝他们带养女回家的日子。在这天，他们会特别庆祝一番。

我们的朋友说，身为小学校长，他看过太多孩子了，就他所知，亲生的子女和收养的子女一样，在自我身份的认同上问题一样多。他强调说，最主要的问题不在收养，所以我们不该把所有的问题都归咎于收养。他说如果你忽略你的孩子，不管他们是亲生的还是收养的，将来他们都会出问题。最重要的是父母现在就要诚实，出现什么问题就去面对和解决，亲生子女的问题就跟养子女的问题一样多。

而且他鼓励父母要庆祝孩子被收养这件事，不要把收养视为禁忌。比如可以全家一起去拜访养子女被收养之前住过的地方，或者是他们的出生地。

收养和亲生真的一模一样！

我们有一对朋友育有·子，多年来一直想生第二胎，却无法如愿。后来他们收养了一个可爱的小女婴。

刚开始妈妈的感觉是，收养的孩子没有9个月的时间培养感情，会觉得孩子的来临比较突然，不像亲生的孩子在生下时，有一种终于见面的心情。

可是，经过半年的朝夕相处和照顾，她真是彻头彻尾地爱上这个女儿了！前阵子她对我说："我觉得收养跟亲生真的一模一样耶！就像你说的，我几乎忘了她是我收养的孩子！"

听到这句话，我好感动。我自己没有亲生的孩子，就算说破嘴，别人也还是难以相信，收养跟亲生会一样。但这句话出于一个有亲生孩子的母亲，特别有说服力，特别令人感动。

我先生说，对一个懂得爱的人来说，这是再自然不过的事。只要愿意真心去爱，完全不必担心有没有办法去爱一个没有血缘关系的孩子。孩子是上天很特别的礼物，上天把孩子造得这么可爱，就是要让我们这些做父母的抵挡不住孩子的魅力，忍不住要去爱孩子啊。

前几天晚上，我带二女儿出门去买东西，因为下雨，我没有骑脚踏车，两人在雨中散步。我的步伐有些沉重，可能是最近身心比较疲惫。走着走着，女儿放开我的手，边跑边跳，在人行道上玩起跳格子，非常快乐。看着孩子那纯真自然的快乐，我几乎要感动得落泪。她的快乐感染了我，让我立刻摆脱沉重，跟着轻快起来。原来，不是我们带给孩子快乐，而是孩子带给我们快乐！很多人以为是养父母在祝福孩子，其实是孩子在祝福养父母啊！

你呢？

读到这里，也许你已经看出收养是多棒的一件事。真的，收养真的很棒，只要对收养抱着健康的态度，就可以增加家中的成员。我们家已经增加了四次，我们很高兴自己做了这些决定。每次家中增加新的成员，家中的爱就会增加，我们的喜乐也会增加，当然要洗的衣服也会增加，可是这样做实在太值得了！我们再怎么鼓吹收养都不为过。

　　也许现在正有一个孩子在等待一个爸爸和一个妈妈，也许你正在等待一个孩子。也许你已经等了很久。也许现在该是你考虑收养的时候了？

致　谢

感谢丹玛医师提供这么棒的育儿理念，让做父母的可以轻松享受育儿之乐。

感谢林奂均将百岁医师育儿法介绍给我们夫妇。

感谢黄心珠仔细阅读书稿，给我许多宝贵的建议和指正。

感谢黄正瑾在我写书的过程中，不断为我加油。

感谢我的四个孩子提供了最佳题材，让我可以写出这本书。

感谢我的先生Aaron，没有你的参与和鼓励，这本书不可能顺利付梓。

感谢过去五年中来信询问育儿问题的读者，也特别感谢愿意让我在增订本中分享留言的几位妈妈。谢谢你们给我机会认识你们，谢谢你们给我肯定和鼓励，也谢谢你们给我机会帮助更多的妈妈朋友。